AF470242

Bibliothèque Médicale
CHARCOT-DEBOVE

Dr DESPRÉAUX

Emphysème pulmonaire

RUEFF et Cie, ÉDITEURS
106, Boulevard Saint-Germain, PARIS

BIBLIOTHÈQUE MÉDICALE

FONDÉE PAR MM.

J.-M. CHARCOT et **G.-M. DEBOVE**

DIRIGÉE PAR M.

G.-M. DEBOVE

Membre de l'Académie de médecine,
Professeur à la Faculté de médecine de Paris,
Médecin de l'hôpital Andral.

BIBLIOTHÈQUE MÉDICALE CHARCOT-DEBOVE

Reliure amateur tête dorée, le vol. 3 fr. 50

VOLUMES PARUS DANS LA COLLECTION

V. Hanot. La Cirrhose hypertrophique avec ictère chronique.
G.-M. Debove et Courtois-Suffit. Traitement des pleurésies purulentes.
J. Comby. Le Rachitisme.
Ch. Talamon. Appendicite et Pérityphlite.
G.-M. Debove et Rémond (de Metz). Lavage de l'estomac.
J. Seglas. Des troubles du langage chez les aliénés.
A. Sallard. Les Amygdalites aiguës.
L. Dreyfus-Brissac et I. Bruhl. Phtisie aiguë.
P. Sollier. Les Troubles de la mémoire.
De Sinety. De la Stérilité chez la femme et de son traitement.
G.-L. Debove et J. Renault. Ulcère de l'estomac.
G. Daremberg. Traitement de la Phtisie pulmonaire. 2 vol.
Ch. Luzet. La Chlorose.
E. Mosny. Broncho-Pneumonie.
A. Mathieu. Neurasthénie.
N. Gamaleïa. Les Poisons bactériens.
H. Bourges. La Diphtérie.
Paul Blocq. Les Troubles de la marche dans les maladies nerveuses.
P. Yvon. Notions de pharmacie nécessaires au médecin. 2 vol.
L. Galliard. Le Pneumothorax.
E. Trouessart. La Thérapeutique antiseptique.
Juhel-Rénoy. Traitement de la fièvre typhoïde.
J. Gasser. Les causes de la fièvre typhoïde.
G. Patein. Les Purgatifs.
A. Auvard et E. Caubet. Anesthésie chirurgicale et obstétricale.
L. Catrin. Le Paludisme chronique.
Labadie-Lagrave. Pathogénie et traitement des néphrites et du mal de Bright.
E. Ozenne. Les Hémorroïdes.
Pierre Janet. État mental des hystériques. — Les Stigmates mentaux.
H. Luc. Les Névropathies laryngées.
R. du Castel. Tuberculoses cutanées.
J. Comby. Les Oreillons.
Chambard. Les Morphinomanes.
J. Arnould. La Désinfection publique.
Achalme. Érysipèle.
P. Boulloche. Les Angines a fausses membranes.
E. Lecorché. Traitement du diabète sucré.
Barbier. La Rougeole.
M. Boulay. Pneumonie lobaire aiguë. 2 vol.
A. Sallard. Hypertrophie des amygdales.
Richardière. La Coqueluche.
G. André. Hypertrophie du cœur.
E. Barié. Bruits de souffle et bruits de galop.
L. Galliard. Le Choléra.

Polin et **Labit**. Hygiène alimentaire.
Boiffin. Tumeurs fibreuses de l'utérus.
E. Rondot. Le Régime lacté.
Pierre Janet. État mental des hystériques. Les Accidents mentaux.
Ménard. Coxalgie tuberculeuse.
F. Verchère. La Blennorrhagie chez la femme. 2 vol.
P. Legueu. Chirurgie du rein et de l'uretère.
P. de Molénes. Traitement des affections de la peau. 2 vol.
Ch. Monod et **J. Jayle**. Cancer du sein.
P. Mauclaire. Ostéomyélites de la croissance.
Blache. Clinique et thérapeutique infantiles. 2 vol.
A. Reverdin (de Genève). Antisepsie et Asepsie chirurgicales.
Louis Beurnier. Les Varices.
G. André. L'Insuffisance mitrale.
Guermonprez (de Lille) et **Bécue** (de Cassel). Actinomycose.
P. Bonnier. Vertige.
De Grandmaison. La Variole.
A. Courtade. Anatomie, physiologie et séméiologie de l'oreille.
J. Duplaix. Des Anévrysmes
Ferrand. Le Langage, la Parole et les Aphasies.
Paul Rodet et **C. Paul**. Traitement du lymphatisme.
A. Gillet. Rythmes des bruits du cœur (physiologie et pathologie).
Lecorché. Traitement de la goutte.
J. Arnould. La Stérilisation alimentaire.
Legrain. Microscopie clinique.
A. Martha. Des Endocardites aiguës.
J. Comby. Empyème pulsatile.
L. Poisson. Adénopathies tuberculeuses.
E. Périer. Hygiène alimentaire des enfants.
Laveran et **R. Blanchard**. Des Hématozoaires chez l'homme et les animaux. 2 volumes.
Pierre Achalme. Immunité dans les maladies infectieuses.
Magnan et **Legrain**. Les Dégénérés.
M. Bureau. Les Aortites.
J.-M. Charcot et **A. Pitres**. Les Centres moteurs corticaux chez l'homme.
E. Valude. Les Ophtalmies du nouveau-né.
G. Martin. Myopie, Hyperopie, Astigmatisme.
Achalme. La Sérothérapie.
Du Castel. Chancres génitaux et extra-génitaux.
A. Robin. Ruptures du cœur.
Mauclaire et **de Bovis**. Des Angiomes.
Despréaux. Emphysème pulmonaire.

POUR PARAITRE PROCHAINEMENT

J. Garel. Rhinoscopie.
Denucé. Le Mal de Pott.
Legry. Les Cirrhoses alcooliques du foie.
Moure. Coryzas atrophique et hypertrophique.
Cahier. Des Occlusions aiguës de l'intestin.
Vigneron. Tuberculose urinaire.

EMPHYSÈME PULMONAIRE

PAR

Le Dr DESPRÉAUX

Ancien interne des hôpitaux

PARIS

RUEFF ET Cie ÉDITEURS

106, BOULEVARD SAINT-GERMAIN, 106

1896

INTRODUCTION

L'*Emphysème pulmonaire* n'est pas seulement une variété spéciale et bien déterminée de ce qu'on désigne en pathologie générale sous le terme générique d'Emphysème (εμφυσημα, de εμφυσᾶν, souffler dedans), infiltration gazeuse plus ou moins diffuse, occupant le tissu cellulaire, et produite soit par le développement initial, soit par la pénétration accidentelle de gaz dans les mailles de ce tissu. Appliquée au poumon, cette définition doit être, en effet modifiée, car on appelle Emphysème pulmonaire non seulement l'infiltration aérienne des espaces inter-vésiculaires, mais aussi et surtout la dilatation permanente des alvéoles, accompagnée ou non d'atrophie et de perforation de leurs parois.

Le terme d'*Emphysème pulmonaire* correspond donc à des états bien différents du parenchyme du poumon, tant au point de vue clinique qu'au point de vue anatomique. La dilatation alvéolaire pourra, en effet, être primitive ou secondaire, liée à une lésion locale ou indépendante, limitée et partielle ou généralisée, se manifester pendant la vie par un certain nombre de signes ou, au contraire, passer presque inaperçue. Tantôt on se trouvera en présence d'une distension passagère, aiguë, simple, des alvéoles; tantôt on aura affaire à une infiltration gazeuse dans le tissu interlobulaire, pouvant s'étendre au tissu cellulaire sous-pleural, médiastinal ou même sous-cutané; tantôt enfin on constatera l'existence d'une lésion chronique, atrophique et incurable, caractérisée anatomiquement par la disparition d'un certain nombre de parois alvéolaires. Sous certaines influences, cette dernière lésion peut progresser lentement et envahir, sans jamais rétrocéder, une partie très étendue du parenchyme pulmonaire. On doit alors lui réserver la dénomination d'Emphysème pulmonaire vrai ou mieux d'*Emphysème lobulaire chronique généralisé*. Il s'agit, en effet, ici non d'une distension mécanique momentanée ou d'un accident fortuit, mais bien d'une affection particulière du poumon, parfois d'origine congénitale, à substratum anatomique spécial, correspondant à un type clinique bien connu, celui du malade *emphysémateux*.

Il existe donc, à côté des dilatations emphysémateuses partielles, aiguës ou chroniques, du poumon, à côté de ce qu'on peut appeler les petits emphysèmes, une affection qui mérite le nom de Grand Emphysème, d'*Emphysème-maladie*, et qui peut acquérir assez rapidement toute son importance, ou, au contraire, évoluer lentement et n'arriver que tard à son entier développement.

Il s'agit là d'un processus particulier, sur la nature duquel on est loin d'être fixé, et beaucoup d'opinions ont été émises sans qu'une seule soit absolument satisfaisante. Virchow admet un processus nécrobiotique spécial pouvant frapper le poumon dès la première enfance. Dans son

Traité de l'herpétisme, Lancereaux regarde l'Emphysème comme une lésion trophique analogue à la calvitie et à certaines altérations des ongles. Pour quelques pathologistes, il s'agit d'une lésion d'involution, étendue et exagérée par des causes mécaniques, et aboutissant à la raréfaction du tissu pulmonaire. D'autres le rattachent à ce qu'on appelle la diathèse arthritique ou font intervenir en certains cas l'artério-sclérose.

Il est hors de doute que l'Emphysème coïncide souvent avec une des maladies rangées par Bouchard sous le titre de : maladies par ralentissement de la nutrition. Le rhumatisme, la goutte, la gravelle, l'eczéma, s'observent bien souvent chez les emphysémateux, et, dans les cas d'Emphysème héréditaire, il n'est pas rare de rencontrer chez les parents une des affections appartenant au groupe que nous venons de citer. Mais le fait n'est pas constant, et, en réalité, si plusieurs des opinions émises paraissent s'appliquer à un certain nombre de faits, il n'en est pas moins vrai qu'on se trouve, en général, en présence d'un processus particulier dont l'interprétation nous échappe, et sur la nature duquel il est encore impossible, à l'heure actuelle, de se prononcer d'une façon définitive.

Toutefois l'anatomie pathologique de l'affection et les signes cliniques qui s'y rapportent, sont assez bien connus pour qu'on puisse consacrer au *Grand Emphysème* une étude d'ensemble, et c'est surtout à cet Emphysème lobulaire chronique généralisé que se rapportera notre description. Nous signalerons pourtant certaines variétés anatomiques de la dilatation vésiculaire qui se rencontrent fréquemment, à l'autopsie, et peuvent acquérir une assez grande importance et, en quelque sorte, une véritable individualité. Au point de vue clinique, nous ne passerons pas sous silence l'Emphysème vésiculaire aigu, que quelques auteurs se refusent à regarder comme un véritable Emphysème pulmonaire et décrivent sous le nom de distension simple du poumon (Biermer). Cette dilatation rapide des vésicules peut, il est vrai, être transitoire et disparaître sans laisser de traces, mais bien souvent aussi on peut la considérer comme le premier stade de l'Emphysème chronique et, à ce titre, nous croyons devoir la mentionner spécialement.

Par contre, nous ne consacrerons pas, à l'exemple de certains auteurs qui ont conservé la division adoptée par Laënnec, un chapitre spécial à l'Emphysème interstitiel ou interlobulaire. L'étiologie de cette variété ne présente rien de très particulier, ses symptômes sont peu connus, son diagnostic pendant la vie est impossible. Nous n'en parlerons guère qu'au point de vue anatomique, de même que nous nous contenterons de signaler l'Emphysème médiastin et sous-cutané consécutif. Il s'agit là d'une infiltration gazeuse extra-pulmonaire qui constitue seulement une complication, d'ailleurs assez rare, de l'Emphysème vrai, et dont l'étude ne rentre pas dans le cadre de ce volume.

L'EMPHYSÈME PULMONAIRE

DÉFINITION ET VARIÉTÉS DE L'EMPHYSÈME PULMONAIRE

On désigne sous le nom d'*Emphysème pulmonaire* une augmentation pathologique de volume, transitoire ou permanente, des alvéoles et des lobules pulmonaires, accompagnée ou non d'atrophie et de perforation de leurs parois.

Cette définition permet de comprendre plusieurs variétés d'Emphysème.

La principale est l'*Emphysème lobulaire chronique généralisé*, qui peut être d'origine congénitale et, dans ce dernier cas, a été décrit sous le nom d'*Emphysème constitutionnel*, *primitif*, *spontané*, ou *héréditaire*.

Mais qu'il soit d'origine congénitale (et, dans ce cas, il apparaît ordinairement d'assez bonne heure), ou acquis, l'Emphysème lobulaire chronique généralisé constitue la plus importante des variétés d'Emphysème; c'est par excellence le Grand Emphysème, l'*Emphysème-maladie*.

L'*Emphysème chronique partiel* est, en général, associé à des lésions très diverses du parenchyme pulmonaire. Chez les tuberculeux, il présente un aspect anatomique particulier qui l'a fait décrire sous le nom d'*Emphysème réticulé*.

L'*Emphysème vésiculaire aigu* est une dilatation aiguë des alvéoles et des lobules. Il peut être le point de départ d'un emphysème chronique ou, au contraire, rétrocéder et disparaître sans laisser de traces. On peut considérer comme synonymes les termes de distension simple du poumon (Biermer), ou d'expansion inspiratoire permanente (de Niemeyer). C'est à cette variété que se rattachent le plus souvent les noms d'Emphysème *supplémentaire, compensateur, vicariant*.

Quant à l'*Emphysème interstitiel* ou *interlobulaire*, il consiste en une infiltration d'air dans le tissu cellulaire des cloisons du poumon. Cette infiltration peut s'étendre aux parties voisines, et, suivant son siège, prend le nom d'*Emphysème sous-pleural, médiastinal*, ou même *sous-cutané*.

De ces variétés secondaires, les unes présentent un intérêt surtout clinique, les autres doivent à des particularités purement anatomiques leur nom et leur individualité. Nous les mentionnerons dans les chapitres auxquels elles se rattachent d'une façon spéciale, la description générale qui va suivre se rapportant surtout au Grand Emphysème, à l'*Emphysème lobulaire chronique généralisé*.

HISTORIQUE

C'est à Laënnec que nous devons la première description d'ensemble de l'Emphysème pulmonaire. Avant lui Morgagni, Van Swieten, Stork, Baillie avaient, il est vrai, déjà signalé, mais sans bien le relier à la clinique, un état spécial de dilatation des vésicules pulmonaires. Laënnec le premier sépara nettement les deux formes anatomiques *vésiculaire* et *interlobulaire*, décrivit les symptômes caractéristiques de l'affection et essaya même d'en déterminer la pathogénie. Depuis lors, nombre d'auteurs ont contribué à l'étude de l'Emphysème pulmonaire : Andral, Bouillaud, Louis, Woillez complètent l'étude des symptômes et la description macroscopique des lésions. Mendelsohn, Hutchinson, Donders, Gairdner, et, plus près de nous. Marey, Waldenburg, Biedert, Hirtz, G. Sée, ont largement contribué à l'étude de la pathogénie et de la physiologie pathologique. Les recherches histologiques d'Eppinger, de Rindfleisch, de Villemin et de Grancher permirent d'élucider un certain nombre de points restés obscurs et de distinguer, entre autres, une forme spéciale d'Emphysème qui accompagne fréquemment la tuberculose. Des travaux plus récents encore, faits particulièrement au point de vue thérapeutique et pathogénique, ont été publiés, à diverses reprises, tant en France qu'à l'étranger. Mais au point de vue symptomatologique, en dehors de quelques problèmes particuliers dont la solution a été facilitée par l'introduction en clinique de la méthode graphique et le perfectionnement des instruments de recherche, l'étude générale de l'Emphysème a peu varié depuis la description magistrale que Laënnec en donnait, en 1819, dans son admirable traité de l'*Auscultation médiate*.

On doit cependant signaler spécialement un certain nombre d'auteurs qui ont contribué, dans une large mesure, à mieux faire connaître l'Emphysème. La pathogénie de l'affection, en particulier, a été tour à tour en France, en Allemagne, en Angleterre, l'objet de nombreux mémoires.

Des discussions au sein de diverses sociétés savantes ont également donné le jour à des théories et des idées dont quelques-unes sont très intéressantes. En même temps que se produisaient ces recherches purement anatomiques ou cliniques, la thérapeutique, grâce à l'introduction de l'aérothérapie, se perfectionnait d'une façon sensible et donnait, dans un certain nombre de cas, de remarquables résultats.

Il est impossible d'exposer ici, en détail, tout ce qui a été écrit sur la question, et nous devons nous contenter de citer quelques noms, parmi ceux des pathologistes ou des physiologistes qui ont le plus contribué à l'étude de l'Emphysème.

Andral (1829), Louis (1836), Gairdner (1851) ont modifié, dans une certaine mesure, la théorie pathogénique défendue par Laënnec, ou mis en lumière le mécanisme de l'Emphysème supplémentaire; Woillez (1858) a décrit les déformations de la poitrine et les voussures partielles du thorax chez les emphysémateux; Gavarret (1843) insiste sur l'influence pathogénique de la toux et de l'effort; Mendelsohn (1845), Donders (1853), Waters (1860) émettent des idées originales sur le mécanisme de la lésion; Hutchinson (1846), Marey (1868), Waldenburg (1875) appliquent la spirométric et les méthodes graphiques à l'étude de la physiologie pathologique. Les diverses variétés d'Emphysème sont aussi étudiées, entre autres l'Emphysème sénile (Hourmann et Dechambre), l'Emphysème infantile (Hervieux, Rilliet et Barthez), l'Emphysème généralisé (Roger, Ozanam), l'Emphysème des tuberculeux (Grancher, Hirtz). De nombreux travaux histologiques, auxquels se rattachent les noms de Virchow, Isaakson, Eppinger, Villemin, Grancher et, plus récemment, ceux de Klæsi et Auld, font connaître les altérations intimes du parenchyme pulmonaire. L'aérothérapie et la pneumothérapie, qui prennent naissance, en France, avec Junod (1835), Pravaz (1838), Tabarié (1838-1840) et sont répandues et perfectionnées, en Allemagne, par Von Vivenot, Hanke, Lange, Waldenburg, Biedert, font faire un considérable progrès à la thérapeutique. Citons encore les articles ou les travaux de Niemeyer, Hertz, G. Sée, les discussions plus récentes à la Société de Médecine de Berlin, les communications de Sandmann sur l'Emphysème et l'Asthme et leurs relations avec les affections nasales, etc. Au point de vue descriptif, comme au point de vue bibliographique, on pourra aussi consulter avec fruit les articles des Dictionnaires par Clermont et Homolle, qui compléteront le simple exposé et la brève revue historique que nous venons de faire en quelques lignes.

ANATOMIE PATHOLOGIQUE

EMPHYSÈME LOBULAIRE CHRONIQUE GÉNÉRALISÉ

Lorsqu'on pratique l'autopsie d'un individu atteint depuis longtemps d'Emphysème et ayant succombé à une période avancée de la maladie, on constate tout d'abord la distension considérable du thorax. De plus, à peine a-t-on enlevé le plastron chondro-sternal et mis à nu les organes sous-jacents, que les poumons, au lieu de s'affaisser, comme dans les autopsies ordinaires, paraissent se dilater et font saillie au dehors. Il semble que la cage thoracique, malgré son développement exagéré, était trop étroite pour les contenir. Les bords antérieurs des poumons qui se présentent sous l'aspect, non plus d'une lame aplatie, mais de bourrelets arrondis, recouvrent largement le péricarde et le masquent plus ou moins complètement ; les bords inférieurs descendent en avant jusqu'à la septième ou la huitième côte; le diaphragme est refoulé vers la cavité abdominale et sa voussure est considérablement diminuée.

Non seulement le volume, mais aussi l'aspect extérieur des poumons est modifié. Ces organes paraissent pàles, saumonnés, grisâtres. La délimitation des contours lobulaires, déterminée par des traînées pigmentaires, semble plus marquée que de coutume. Çà et là de petites bulles transparentes, variant du volume d'un pois à celui d'une amande, mamelonnent la surface. Elles correspondent à un groupe de vésicules pulmonaires plus dilatées et s'affaissent, en partie, quand un coup de scalpel permet de s'échapper à l'air qui s'y trouve contenu. Parfois elles se rompent sous la simple pression du doigt, et l'on peut faire cheminer sous la plèvre viscérale ces petites bulles dissociées qui, semblables à de l'écume, décollent la séreuse et reproduisent ainsi, sous les yeux, le mécanisme de l'Emphysème sous-pleural.

Mais c'est surtout après avoir enlevé les poumons de la poitrine que l'on peut étudier les principales modifications macroscopiques. La consistance de l'organe est particulière. Le poumon est à la fois mou et peu élastique et il donne à la main la sensation d'un oreiller de duvet (Laënnec). Comprimé entre les doigts, il résiste à une pression modérée ; si l'on augmente cette pression.

il s'affaisse, mais sans laisser percevoir la crépitation caractéristique du parenchyme pulmonaire sain. Les parties comprimées gardent l'empreinte du doigt et ne reviennent pas à leur état primitif. On sent que cette élasticité incomplète est due bien plus à la réaction de l'air enfermé dans une poche dépressible qu'à la constitution propre de la charpente de l'organe, dont la résistance à une action extérieure se trouve considérablement diminuée.

A la coupe, le tissu paraît pâle, sec, presque exsangue. La pâleur des sections répond bien à l'état d'anémie qu'a déjà fait pressentir la coloration de la surface. Un fragment de ce poumon, jeté dans l'eau, surnage sans y plonger d'une façon notable. Détachée et desséchée sans insufflation, une portion du parenchyme pulmonaire se transforme en une masse spongieuse très favorable à l'étude ultérieure des lésions emphysémateuses.

En général, à une époque avancée de la maladie, ces lésions sont diffuses et siègent dans les deux poumons. Toutefois on les rencontre surtout aux sommets et au niveau des bords antérieurs ; elles sont beaucoup plus prononcées à la surface que dans la profondeur de l'organe, et le poumon gauche paraît souvent plus altéré que le poumon droit. Malgré le titre d'Emphysème pulmonaire généralisé qui lui a été donné, l'Emphysème chronique n'occupe jamais tout le poumon. Il s'étend peu en profondeur, c'est surtout une lésion corticale. Lasègue, le comparant à ces racines qui pénètrent peu dans le sol, mais s'étalent en surface, disait que l'Emphysème est une lésion traçante et non pivotante. Et c'est pourquoi on peut être étonné, à l'autopsie, de trouver le poumon peu atteint, alors que les signes d'auscultation et de percussion permettaient de croire à l'existence d'un Emphysème très développé. La dilatation alvéolaire est rarement pure ; la coexistence de la bronchite chronique est la règle, et il faut y joindre, vu leur très grande fréquence, les lésions banales de congestion et d'œdème pulmonaire, qui occupent les régions respectées ordinairement par l'Emphysème, c'est-à-dire la base et la face postérieure des deux poumons.

Si l'on examine, à l'œil nu ou à la loupe, la surface d'une coupe pratiquée dans une portion du poumon desséchée comme nous le signalons plus haut, on constate l'existence de petites cavités plus ou moins volumineuses, dues les unes à la dilatation des utricules pulmonaires, les autres à la fusion des infundibula, déterminée par la disparition des cloisons qui normalement les séparent. Parfois, plusieurs de ces infundibula réunis forment des ampoules parfaitement isolées. D'autres communiquent entre eux par des orifices irréguliers, et, dans une même région, on peut, comme nous le verrons plus loin, rencontrer à la fois l'ectasie simple des alvéoles, leur fusion en une cavité limitée et distincte, ou bien l'atrophie et la perforation des cloisons séparant les infundibula.

Les vésicules qui résultent de ces différents processus apparaissent à la surface du poumon, et Laënnec en a fait la caractéristique de l'Emphysème. Elles forment tantôt des saillies, tantôt des bulles ou des grains brillants. Leur grandeur varie, en général, du volume d'un grain de millet à un noyau de cerise, mais on en a rencontré d'équivalentes à une noix ou même à un œuf de pigeon. Elles peuvent dépasser la surface du poumon ou exister au sein du parenchyme. L'état mamelonné de la surface a fait décrire diverses variétés d'Emphysème sous le nom d'*Emphysème à petites vésicules*, d'*Emphysème à grosses vésicules* ou *boutonneux*, et d'*Emphysème bulleux*, sans que cette division puisse être bien exactement maintenue, le volume des vésicules variant parfois considérablement sur le même poumon. Quelques-unes d'entre elles, comme pédiculées, peuvent être appendues au poumon, surtout au niveau des bords antérieurs. Mais ces vésicules pédiculées communiquent avec une lacune plus profondément située et paraissent être dues à la simple dilatation poussée à l'extrême d'une vésicule superficielle. D'autres fois, les bulles sous-pleurales semblent complètement isolées, la bronchiole qui leur correspond s'étant oblitérée peu après leur formation. En un mot, toutes les variétés de forme et de distribution peuvent se rencontrer, à l'autopsie, sans que l'absence ou la présence de ces vésicules superficielles puisse indiquer le véritable degré d'altération de l'organe.

C'est qu'en effet il est possible, même sans modifications très apparentes au premier coup d'œil, de trouver, dans certaines parties du poumon emphysémateux, des lésions très développées. De la fusion des lobules dilatés peut résulter une disposition du parenchyme, qui a permis de comparer le poumon malade à une éponge. Cette comparaison est exacte, et c'est précisément cette substitution d'un système lacunaire à la structure lobulo-alvéolaire du poumon sain qui constitue, au niveau des parties malades, le caractère spécial de l'Emphysème pulmonaire chronique. L'étude histologique permet de constater à quel point est modifiée la charpente des lobules et combien sont profondes les altérations, dans certaines régions, du poumon emphysémateux.

Étude microscopique. — Lorsqu'on examine au microscope des coupes provenant d'un poumon emphysémateux insufflé et desséché, on est immédiatement frappé de l'effacement des alvéoles, de la dilatation apparente des infundibula et de l'atrophie notable des parois qui les séparent. C'est surtout si l'on a eu soin d'étudier, un instant auparavant, une coupe histologique de poumon sain que les altérations paraissent évidentes. On constate, au sein de la préparation provenant du poumon malade, l'existence de vastes espaces clairs, donnant nettement la sensation qu'il ne s'agit pas seulement de dilatation alvéolaire, mais bien aussi de raréfaction du tissu. Chacun des éléments constituant la trame du parenchyme paraît modifié, et ces modifications de l'endothélium, des vaisseaux, des fibres élastiques, etc., ont été tour à tour, pour un certain nombre d'auteurs, la lésion primordiale et déterminante de l'Emphysème pulmonaire.

La vésicule superficielle dilatée présente au plus haut degré la lésion essentielle de l'Emphysème. Sa paroi est extrêmement mince et adhère intimement à la plèvre. Cette paroi est celluleuse et l'on y trouve fort peu de fibres élastiques et de capillaires. Il s'agit souvent d'un simple infundibulum dont la surface interne est à peine mamelonnée par de petites saillies riches en fibres élastiques (Rindfleisch, Villemin) qui correspondent au cloisonnement alvéolaire normal. Dans les vésicules plus volumineuses formées par la fusion de plusieurs infundibula, les saillies internes sont plus marquées, mais leur structure est la même. La bronchiole qui correspond à ce cul-de-sac est souvent altérée, épaissie, parfois oblitérée ou, au contraire, dilatée.

On peut constater aisément sur les vésicules placées superficiellement la minceur des parois qui les limitent. Profondément, il est plus difficile de l'apprécier, mais on peut affirmer que, dans l'Emphysème chronique généralisé du moins, presque toutes les parties distendues sont constituées d'une façon analogue. Dans l'épaisseur du parenchyme, au niveau des points moins atteints, où l'atrophie n'est pas complète, les cloisons inter-alvéolaires sont encore saillantes, mais moins épaisses et moins hautes qu'à l'état normal. Les vaisseaux capillaires sont rétrécis ou même oblitérés. Par places, le tissu est perforé, et il se forme des déchirures plus ou moins étendues (déhiscences primitives ou secondaires d'Eppinger). Marfan et G. Lion, qui ont étudié ces lésions ont décrit l'aspect tout spécial que présentent les fragments des cloisons déchirées. Tantôt ces fragments apparaissent comme des moignons rétractés dont l'extrémité libre, renflée en massue, est recouverte par deux ou trois cellules épithéliales. A l'intérieur de ces moignons on voit des fibres élastiques rompues, ondulées ou spiroïdes, et enroulées en tire-bouchons. En d'autres points, les débris des cloisons rompues, au lieu d'être renflés en massue, se présentent sous l'aspect d'un pinceau de fibrilles à section nette.

Quelquefois les parois du lobule emphysémateux, loin d'être minces, comme d'habitude, et de s'affaisser lorsqu'on les coupe, sont, au contraire, relativement indurées, épaisses et comme formées d'éléments fibreux. Le pigment les colore fortement en gris ou en noir. Cet état assez rare a été considéré par Wunderlich et Rindfleisch comme le résultat de néoformation du tissu conjonctif. D'après Hertz, il ne s'agit pas d'hypertrophie des parois, mais simplement d'un accollement des lobules voisins aplatis par compression, après que l'air en a été chassé par suite de la distension du lobule emphysémateux. L'épaississement ne serait qu'apparent, et c'est le tissu pulmonaire adjacent qui doublerait ainsi les parois de la vésicule dilatée. Pour Biermer, les parties d'abord atrophiées pourraient être le siège d'un épaississement secondaire. Auld admet la réalité d'une augmentation de volume de certains tractus et il aurait presque toujours trouvé des parties sclérosées, dans l'Emphysème à gros poumons. Au niveau des points où ces tractus sont en rapport avec les débris de cloisons incomplètement détruites, il y aurait accumulation de pigment.

A mesure que la lésion se développe, l'infundibulum et les alvéoles tendent de plus en plus à se confondre en une cavité vésiculaire unique. Sur le même poumon et en des points voisins, on peut étudier tous les degrés de la formation vésiculaire, depuis la simple dilatation alvéolaire jusqu'à l'ectasie générale de l'infundibulum, et suivre ainsi, en quelque sorte, la diminution graduelle des cloisons qui supportent les capillaires. L'évolution de cette dilatation a été comparée par Rindfleisch à la disparition des acini d'une glandule dont le canal excréteur est oblitéré, et qui s'effacent peu à peu pour former la grande cavité du kyste par rétention.

Toutes ces vésicules, profondes ou superficielles, contiennent de l'air, qu'elles communiquent ou non avec les ramifications bronchiques. Lorsque la bronchiole afférente est atteinte d'inflammation, du pus ou du muco-pus peut s'accumuler dans le petit sac emphysémateux. Même en l'absence de lésions inflammatoires, il n'est pas rare de trouver dans certains alvéoles un petit amas de cellules en voie de dégénérescence granuleuse (Auld).

Si l'on examine successivement, au niveau des parties malades, chacun des éléments qui constituent le parenchyme pulmonaire, on constate que tous sont altérés plus ou moins profondément.

Les *fibres élastiques* sont grêles, amincies, déchirées. Les plus fines, qui correspondent au réseau intra-capillaire, disparaissent d'abord. Les faisceaux élastiques, qui conservent plus longtemps leur structure, grâce à la résistance des grosses fibres, sont atteints plus tard (Eppinger). Si l'Emphyseme s'est développé rapidement, la rupture de ces fibres est facile à constater (Marfan et G. Lion). Si la marche de la lésion a été lente, on peut, en certains points, notamment au niveau des cloisons, trouver des fibres élastiques gonflées, friables, en état de régression.

Le *tissu conjonctif* présente des modifications successives analogues à celles des fibres élastiques. Trouble, granuleux et proliférant par places, il est, en d'autres points, au contraire, raréfié et en état d'atrophie scléreuse. A une période avancée, il remplace les vaisseaux capillaires disparus (Rindfleisch).

Les *fibres musculaires lisses* réunies en faisceaux ont été trouvées hypertrophiées par Rindfleisch. Pour Colberg, cette hyperplasie n'existe pas et il y aurait au contraire atrophie. Pour Eppinger, le refoulement de ces fibres a pu faire croire à des altérations.

L'*épithélium pulmonaire* est très profondément modifié. Une grande partie des cellules épithéliales qui tapissent les alvéoles, disparaît; les autres sont atteintes de dégénérescence granuleuse, pigmentaire, ou graisseuse. C'est autour du noyau que s'accumulent d'abord les granulations graisseuses; les cellules paraissent alors beaucoup plus apparentes que dans les parties saines. Un peu plus tard, un amas de granulations remplace, dans les fossettes inter-capillaires, les cellules primitives, et la chute de ce petit amas détermine la perforation de la paroi qui sépare deux alvéoles. Villemin, tout en commettant une erreur histologique, puisqu'il n'admettait pas l'existence d'un épithélium pulmonaire, a bien mis en lumière le processus de dégénération. Pour lui les altérations des noyaux étaient primitives. Les cellules du tissu conjonctif, en s'hypertrophiant, comprimaient les capillaires et déterminaient ainsi leur oblitération. Il en résultait une ischémie favorisant la rupture des fibres élastiques et la production de perforations. Klœsi admet aussi que, dans l'Emphysème aigu au moins, la lésion commence par l'épithélium pulmonaire; dans l'Emphysème chronique c'est la substance intercellulaire qui se déchirerait d'abord, sous l'influence des forces respiratoires.

Les *vaisseaux capillaires* sont le siège de lésions importantes. La disparition du soutien conjonctif normal et la rupture des fibres élastiques déterminent des déformations de leur réseau. Ils sont tiraillés, rétrécis ou comprimés. Leur calibre normal diminue rapidement et la circulation sanguine se modifie. Leur endothélium tombe par place, ce qui donne à ces vaisseaux un aspect finement granuleux, dû à l'accumulation de granulations autour des noyaux atrophiés de l'endothélium (Isaaksohn). Ils finissent par s'oblitérer, après avoir cessé d'être perméables aux globules rouges et avoir contenu seulement le sérum. Cette oblitération serait due à une thrombose (Isaaksohn) ou pourrait même se produire sans thrombose (Eppinger). Pour Auld, la compression des cellules contiguës hypertrophiées, jointe à la prolifération des noyaux de l'endothélium vasculaire, suffit à rétrécir leur calibre et à déterminer une stase sanguine, à la suite de laquelle certains globules rouges, d'abord allongés, deviennent granuleux. D'après Klob, la simple prolifération des éléments de leur paroi explique leur transformation en cordons rubanés. A cette période les capillaires ne forment plus que des traînées étroites, s'anastomosant entre elles et parsemées de noyaux pigmentés. Pour Isaaksohn, cette suppression de la circulation sanguine détermine la dégénérescence granuleuse des districts irrigués et, ultérieurement, leur disparition, et il reconnaît, dans ces altérations vasculaires, le point de départ de l'Emphysème.

La circulation du sang est modifiée non seulement au niveau de ces capillaires, mais aussi dans des vaisseaux d'un plus gros calibre, artérioles et veinules, et la stase sanguine se rencontre fréquemment dans le voisinage des territoires privés de vaisseaux. Autour de ces régions ischémiées, Rindfleisch a décrit de longues arcades veineuses anostomotiques, disposées en arcade, ne se ramifiant pas et présentant un calibre uniforme. Il les considère comme des traits d'union entre les branches de l'artère pulmonaire et les veines pulmonaires et bronchiques, permettant ainsi l'établissement d'une active circulation collatérale.

Auld est porté à admettre, au voisinage des parties les plus altérées et épaissies, une néo-formation vasculaire, et, en certains points, il aurait rencontré de petites hémorragies.

Les *nerfs* du poumon ont été constamment trouvés altérés par Auld dans l'Emphysème chronique[1]. On sait qu'ils suivent le trajet des plus petites branches de l'artère pulmonaire et que les uns vont se terminer dans la partie sous-épithéliale des cloisons alvéolaires, tandis que les autres se distribuent à la plèvre et aux parois des vaisseaux. Dans tous les cas d'Emphysème étendu, Auld aurait constaté leur altération, consistant surtout en une dégénérescence granuleuse des fibres nerveuses. Cette dégénérescence serait surtout marquée au niveau de la zone où existent des épaississements du tissu conjonctif. Sur quelques fibres nerveuses on reconnaît encore la gaine de Schwann, sur d'autres il est impossible de la délimiter. Une section transversale des troncs nerveux rend manifeste la prolifération des noyaux, l'épaississement de la gaine lamelleuse et du tissu périfasciculaire. Au milieu du tissu conjonctif épaissi apparaissent de nombreuses

1. Auld. Observations on the morbid anatomy and pathology of Emphysema. *The Lancet*, 2 décembre 1893.

fibres nerveuses en voie de dégénérescence granuleuse. Pour Auld. les lésions nerveuses joueraient un rôle, dans la pathogénie de l'Emphysème; elles pourraient dépendre soit de l'action d'une substance toxique agissant sur les nerfs du poumon, comme dans la goutte, soit de l'irritation résultant d'une lésion voisine, comme dans la bronchite chronique, irritation qui s'étendrait aux troncs nerveux voisins des bronches enflammées.

Telles sont les lésions qui caractérisent l'Emphysème pulmonaire chronique. Mais, à côté de cette dilatation vésiculaire généralisée, doivent être décrites plusieurs variétés anatomiques, se distinguant par bien des caractères de l'Emphysème chronique type que nous venons de décrire.

VARIÉTÉS ANATOMIQUES DE L'EMPHYSÈME PULMONAIRE

Emphysème constitutionnel. — L'Emphysème constitutionnel, héréditaire, se distinguerait anatomiquement de l'Emphysème chronique acquis par sa tendance à s'étendre considérablement, jusqu'à former, au sein du parenchyme, de vastes cavités. Le tissu pulmonaire a une teinte blanchâtre, et non seulement quelques lobules, mais tout un lobe et parfois même la totalité d'un poumon sont envahis. Les grandes cavités sont anfractueuses, le lobule devient uniloculaire, les éléments subissent une dégénérescence granulo-graisseuse (Rayney, Williams); en certains points, l'examen microscopique permet de reconnaître encore la présence de l'épithélium.

Emphysème vésiculaire ou lobulaire aigu. — L'Emphysème vésiculaire aigu, distension simple du poumon (Biermer), expansion inspiratoire permanente (de Niemeyer), peut se présenter sous deux formes différentes : il est ou généralisé, ou partiel. Mais quelle que soit son étendue et sa ressemblance accidentelle avec l'Emphysème chronique, un caractère spécial l'en sépare : dans cette variété anatomique, l'atrophie vraie, la disparition ou la perforation des cloisons font constamment défaut.

L'Emphysème vésiculaire aigu *généralisé* s'observe dans les cas où une dyspnée subite et intense (corps étrangers du larynx ou de la trachée, urémie, rage, etc.) a déterminé une suffocation rapide. En peu de temps, le thorax peut se distendre d'une façon considérable et l'ampliation rappelle de très près celle de l'Emphysème chronique. A l'autopsie, le poumon a perdu son élasticité; il ressemble à une poche insufflée gardant son aspect à l'ouverture de la poitrine. Il est doux et moelleux au toucher, mais, contrairement à ce qu'on observe dans l'Emphysème chronique où la teinte ordinaire des parties dilatées est grisâtre, la congestion et la rougeur du parenchyme remplacent souvent, dans l'Emphysème aigu, la pâleur et la décoloration qu'on observe habituellement au niveau des parties emphysémateuses. Toutefois cette teinte rosée est en général limitée, car il est assez rare de rencontrer la distension générale aiguë du poumon.

L'Emphysème vésiculaire aigu *partiel* est beaucoup plus commun. Il est constamment associé à des lésions broncho-pulmonaires aiguës ayant déterminé la gêne de la circulation aérienne, au niveau des dernières bronchioles ou des alvéoles pulmonaires (broncho-pneumonie, tuberculose aiguë). Sauf la couleur gris rosé et l'absence de pigmentation, l'aspect extérieur du poumon diffère peu de ce que l'on observe dans l'Emphysème chronique partiel. Les lobules dilatés sont doux au toucher et absolument transparents. Ils sont isolés ou siègent en groupe; dans un fait cité par Blache, des îlots d'Emphysème vésiculaire étaient séparés par un semis de tubercules miliaires. Parfois quelques infundibula seuls sont atteints; d'autres fois l'étendue de la dilatation est plus grande : chez un individu mort de tuberculose aiguë, par exemple, Hirtz a vu un lobe entier du poumon droit dilaté outre mesure.

Dans la broncho-pneumonie où l'Emphysème aigu est si commun, la distension est d'autant plus marquée que les lésions broncho-pulmonaires occupent une plus grande partie du poumon, ce qui serait dû à la pression de l'air sur la surface interne des alvéoles restés perméables, pression qui déterminerait la dilatation des infundibula. C'est là un véritable Emphysème aigu supplémentaire. Autour des noyaux de broncho-pneumonie et des lobules atélectasiés, on observe souvent une couronne de vésicules dilatées. D'après Mosny, la dilatation des alvéoles se rencontrerait aussi bien au milieu des foyers hépatisés qu'à l'entour de ceux-ci.

L'Emphysème vésiculaire aigu peut donc être disséminé; d'ordinaire, pourtant, les lésions sont limitées au lobe supérieur et aux bords antérieurs du poumon.

A l'examen microscopique, les altérations du parenchyme paraissent en général peu prononcées. On peut ne trouver que les lésions de l'ectasie simple (aufblähung), qui, pour Rindfleisch, est le premier degré de l'Emphysème. La dilatation alvéolaire est parfois médiocre, les parois des infundibula sont amincies, sans être perforées. A l'intérieur des lobules, les cloisons interalvéolaires sont un peu moins saillantes qu'à l'état normal, mais très facilement reconnaissables et seulement un peu émoussées. Enfin les capillaires ne sont pas oblitérés, caractère important qui explique peut-être la rétrocession possible de la lésion et sa guérison complète. Dans ce cas, en effet, le peu d'intensité des altérations anatomiques, au niveau des vésicules dilatées, permet de penser qu'après la guérison de l'affection ayant provoqué l'apparition de l'Emphysème aigu, le poumon recupère assez promptement son élasticité et que la dilation vésiculaire ne demeure pas permanente.

Toutefois, il n'en est pas toujours de même, et l'on a tendance, aujourd'hui, à rattacher souvent, au point de vue étiologique, l'Emphysème chronique observé chez l'adulte à un Emphysème vésiculaire aigu provoqué par une maladie de l'enfance. On sait que, dans la broncho-pneumonie en particulier, l'atélectasie disparaît sans laisser de traces apparentes, tandis que l'Emphysème persiste quelquefois à l'état de lésion indélébile. Dans cette même affection, les altérations peuvent être plus prononcées, et il est fréquent de constater de petites vacuoles résultant de l'accumulation, dans les alvéoles dilatés voisins des foyers de broncho-pneumonie, de pus provenant des parties hépatisées. Souvent les parois de ces alvéoles ne présentent pas de lésions inflammatoires, mais, au voisinage des nodules péri-bronchiques, l'endothélium a fréquemment disparu. De plus la perte de l'élasticité pulmonaire a été bien souvent observée quand l'Emphysème vésiculaire aigu occupe, pendant quelque temps, une assez grande partie du poumon, et il est difficile de l'attribuer seulement à une simple surdistension des fibres élastiques. Déjà Niemeyer avait affirmé que si l'Emphysème supplémentaire se développe d'une manière aiguë, comme dans la broncho-pneumonie par exemple, il peut y avoir rupture des parois alvéolaires, et que si cet Emphysème aigu apparaît à la suite d'un catarrhe de longue durée, les cloisons subissent une usure progressive, s'amincissent et se trouent.

On est donc amené à considérer l'Emphysème aigu à deux points de vue différents. La lésion peut être assez superficielle, pour être essentiellement transitoire, ou bien les altérations sont plus prononcées, et, dans ce cas, l'Emphysème aigu peut être considéré comme le premier stade de l'Emphysème chronique. Des travaux histologiques récents paraissent, dans une certaine mesure, justifier cette opinion.

Klœsi, en provoquant expérimentalement l'Emphysème chez des lapins, a vu que les cellules épithéliales se disjoignent, deviennent granuleuses, tombent dans l'alvéole et laissent à nu le tissu fibro-élastique, qui s'altère rapidement. Les fibres élastiques se recroquevillent, les capillaires s'étirent, leur calibre diminue. A.-G. Auld admet qu'il y a deux stades dans l'évolution de l'Emphysème et qu'il ne s'agit pas seulement d'un processus atrophique et dégénératif. Celui-ci existe bien en réalité, mais il est précédé d'un stade de réaction et de néoformation cellulaire. Cet auteur admet la priorité des altérations de texture et considère l'atrophie des vaisseaux comme une lésion secondaire. Dans l'Emphysème aigu compensateur il y aurait d'abord dilatation simple du lobule, puis, sous l'influence de la pression de l'air, les cellules de l'épithélium et du tissu conjonctif augmentent de volume et quelques-unes se divisent. Les mailles intercapillaires s'élargissent et les cellules plus volumineuses compriment le petit vaisseau; quelques noyaux de l'endothélium vasculaire s'hypertrophient également, ce qui contribue encore à rétrécir le calibre des capillaires et à ralentir la circulation sanguine. D'après Auld, il ne s'agirait pas d'un phénomène purement inflammatoire, mais d'une réaction toute particulière des éléments, sous la seule influence de la pression aérienne exagérée[1].

Ce stade de réaction simple n'est pas de longue durée. Un peu plus tard arrive le stade de dégénérescence granuleuse des éléments : ils se produit des lacunes dans le protoplasma cellulaire, quelques fibres élastiques sont atteintes, la circulation sanguine s'arrête dans les capillaires. Dès lors on a affaire à une lésion dégénérative et l'on observe les différentes altérations que nous avons décrites plus haut, en étudiant l'Emphysème chronique. On comprend ainsi facilement, pourquoi, dans certains cas, l'Emphysème aigu disparaît sans laisser de traces, ou, au contraire, pourquoi il peut être suivi d'Emphysème chronique, selon que la

1. A. G. Auld. On the minute changes occurring in vesicular Emphysema. *The Lancet*, 1 July 1893.

cause productrice agit d'une façon plus ou moins prolongée.

Emphysème interstitiel ou interlobulaire. — Déjà signalée par Laënnec, cette variété reconnaît pour cause la rupture d'une vésicule emphysémateuse. C'est surtout pendant l'enfance qu'on l'observe et il a été bien étudié par les auteurs qui se sont occupés de pathologie infantile, en particulier par Roger.

A l'autopsie, on pourrait le confondre, au premier abord, avec le développement cadavérique de gaz qui se produit parfois chez les cadavres, mais l'erreur est assez facile à éviter. Ce qui frappe en premier lieu, c'est la présence, sous la plèvre, de bulles qui la soulèvent et ressemblent à de l'écume (Emphysème sous-pleural). On peut, par la pression du doigt, faire cheminer sous la séreuse ces chapelets caractéristiques qui la décollent sans la rompre, et qui parfois disparaissent brusquement dans le parenchyme. Souvent ce sont de petites bulles disposées en traînées qui aboutissent à une vésicule dilatée, et qui, maintes fois, paraissent partir du bord antérieur du poumon et s'allongent vers sa face externe en décroissant progressivement. Dans l'épaisseur du poumon on aperçoit ces mêmes bulles isolées ou groupées, du volume d'un grain de chènevis, d'un pois. ou d'une cerise, quelquefois disposées en forme de tube, et qui, suivant les trajets celluleux, accompagnent les vaisseaux ou les bronches en les disséquant quelquefois complètement sur une assez longue étendue. Elles peuvent ainsi former une chaîne presque ininterrompue d'une face à l'autre de l'organe. En certaines parties elles se réunissent, en formant des confluents au niveau desquels il est facile d'examiner le mode de séparation des lobules. Si l'air s'accumule au point de réunion de plusieurs cloisons, il se creuse. en quelque sorte, une petite cavité et il en résulte une ampoule triangulaire (Laënnec). Un coup de scalpel ou une piqûre d'épingle, permettant à l'air de s'échapper, les vide complètement. Il est difficile, en général, de reconnaître le siège de la perforation primitive qui a permis la formation de cet Emphysème interstitiel, le poumon se laissant insuffler sans que l'air continue à s'échapper au dehors. Il peut d'ailleurs exister, au sein des poumons, des îlots d'Emphysème intervésiculaire parfaitement distincts de l'Emphysème sous-pleural.

L'Emphysème interstitiel est très fréquemment observé; il n'est pas rare de le rencontrer dans les autopsies d'individus atteints depuis longtemps d'Emphysème chronique. Il existerait dans toutes les broncho-pneumonies et, en particulier, dans celles qui succèdent à la diphtérie des voies aériennes (Balzer); d'autres auteurs n'auraient pourtant pas toujours rencontré, dans cette affection, l'Emphysème interlobulaire ou sous-pleural. D'après Homolle, il coexisterait à peu près constamment avec l'Emphysème vésiculaire aigu.

Ajoutons que le tissu conjonctif péri-bronchique communiquant, au niveau du hile, avec le tissu cellulaire du médiastin, l'Emphysème peut envahir celui-ci (Emphysème médiastinal) en suivant les grosses bronches et les vaisseaux, et intéresser toute la région. On l'a vu atteindre la surface du diaphragme et décoller même la plèvre pariétale (N. Guillot). Dans ces cas d'Emphysème médiastinal « les médiastins sont criblés de vésicules, d'ampoules aériennes de forme et de dimensions variables agglomérées en masse ou disposées en couches, en traînées plus ou moins confluentes » (Roger).

L'infiltration gazeuze peut s'étendre encore et atteindre le tissu cellulaire du cou et le tissu sous-cutané (Emphysème sous-cutané). On a affaire alors à l'Emphysème à triple siège (Roger), avec tous ses caractères. Nous n'insisterons pas plus longuement sur ces extensions de l'Emphysème interstitiel, extensions qui rentrent dans le cadre des Emphysèmes extra-pulmonaires.

Emphysème chronique partiel. — L'Emphysème chronique partiel diffère, sur bien des points, de l'Emphysème chronique vulgaire plus ou moins généralisé. C'est une lésion compliquant des maladies du poumon à lente évolution (infarctus calcifiés, broncho-pneumonies chroniques, scléroses pulmonaires, foyers tuberculeux). La dilatation vésiculaire est disséminée, et les lobules emphysémateux, isolés ou réunis en groupe, sont situés près des foyers d'inflammation chronique, surtout au voisinage de la plèvre, rarement très profondément. Le poumon peut être rétracté, au lieu de présenter une augmentation de volume, et la teinte grisâtre générale est semée ordinairement de traînées pigmentaires très prononcées. C'est dans ces cas surtout que l'on a observé ces sortes d'appendices siégeant de préférence au niveau du bord antérieur et inférieur du poumon.

Dans toutes les formes de sclérose du poumon, qu'il s'agisse de certaines formes de sclérose broncho-pulmonaire avec dilatation des bronches, décrites autrefois sous le nom de carnisation (Legendre et Baillie) et succédant, en général, à des broncho-pneumonies aiguës ou subaiguës, ou bien de pneumokonioses, ou même de sclérose lobaire, on constate dans certaines parties du poumon, mais surtout dans la région sous-claviculaire, un Emphysème qui ne rétrocède jamais. Il en est de même dans la phtisie fibreuse étudiée par Grancher, Thaon, Renaut et Bard, où il existe une véritable cirrhose pulmonaire accompagnée d'Emphysème plus ou moins prononcé mais constant. La rétraction scléreuse, dans la cirrhose pulmonaire, agirait sur les parois des lobules et déterminerait leur dilatation. D'ailleurs, dans l'Emphysème chronique partiel, on rencontre un épaississement des cloisons par prolifération conjonctive, et cette tendance à la sclérose avait déjà été signalée par Wunderlich et Eppinger.

C'est surtout dans la phtisie chronique que l'Emphysème chronique partiel a été bien étudié. Hirtz, en particulier[1], décrit cette variété comme une des trois formes principales qu'il a rencontrées chez les tuberculeux. D'après cet auteur, c'est surtout à la limite des foyers caséeux, à la périphérie des cavernes, qu'on trouve des alvéoles dilatés, et l'Emphysème interstitiel coïnciderait fréquemment avec l'Emphysème vésiculaire.

1. E. Hirtz. De l'Emphysème pulmonaire chez les tuberculeux. Thèse, Paris 1878.

L'*Emphysème réticulé* doit être rattaché à la variété anatomique que nous décrivons et dont il ne forme, en réalité, qu'une modalité bien observée et bien décrite par le professeur Grancher. Cet Emphysème est circonscrit et s'accompagne souvent de pneumonie interstitielle chronique. La surface du poumon est comme bosselée, des dépressions irrégulières alternent avec des saillies vésiculeuses plus ou moins développées. Au point de vue histologique, cet Emphysème des tuberculeux présenterait des caractères spéciaux et notamment une disposition particulière des lésions qui permet de comparer le tissu altéré au réticulum d'un ganglion lymphatique. « Sur une section du tissu pulmonaire, les alvéoles, dans l'Emphysème simple, ressemblent à celles du tissu spongieux, tandis que, dans l'Emphysème réticulé, l'association des granulations tuberculeuses, de la sclérose et de la dilatation avec destruction des parois alvéolaires, fait ressembler le tissu d'un lobule pulmonaire à un large réticulum ganglionnaire. Les tubercules semés autour des bronchioles et des vaisseaux forment les nœuds du réseau, la péri-bronchite et la péri-artérite parcourent le lobule en tous sens et forment les grosses travées, tandis que ce qui reste des parois de l'alvéole représente les plus fins réseaux. Cette espèce d'Emphysème, qui me paraît propre à la phtisie chronique, quoiqu'on ne l'y rencontre pas toujours, est donc la conséquence de lésions complexes, dans lesquelles l'ectasie ou dilatation alvéolaire ne joue qu'un rôle très secondaire. Les parois de l'alvéole pulmonaire sont en grande partie détruites par un processus inflammatoire et scléreux à marche lente, et sur ce qui reste des parois alvéolaires, il est facile de reconnaître des altérations profondes. Les fibres élastiques sont gonflées, plus réfringentes qu'à l'état normal et très friables; le tissu conjonctif est trouble, granuleux; enfin le revêtement épithélial, là où il existe encore, est composé de cellules gonflées et proliférantes. Dans cet état, l'alvéole pulmonaire a perdu sa propriété de résistance et d'élasticité; la paroi se détruit et se perfore, et bientôt même un lobule, sur une section perpendiculaire à son axe, prend l'apparence d'un réticulum lymphatique à larges mailles. » (Grancher.)

On voit que cet Emphysème réticulé ne ressemble ni à l'Emphysème de Laënnec, ni à l'Emphysème supplémentaire. Il est disséminé de part et d'autre et en rapport avec les tubercules et la sclérose. La dilatation vésiculaire peut être assez grande pour, au premier abord, évoquer l'idée d'une caverne. Ajoutons que lorsque la phtisie survient chez un emphysémateux, l'Emphysème réticulé passe au second rang et n'a pas l'importance de l'Emphysème lobulaire chronique primitif.

Emphysème sénile. — L'Emphysème sénile, atrophique, à petits poumons (*small lunged emphysema*) est une lésion primitive, caractérisée par une diminution considérable du volume des poumons et la formation de grandes cavités due à une destruction exagérée des cloisons pulmonaires. Il a été mentionné par Magendie (1825), qui le considérait comme le résultat d'une véritable usure naturelle, et qui donnait, d'ailleurs, comme caractère fondamental de la structure des poumons de vieillards l'accroissement de grandeur des cellules. Depuis lors, l'Emphysème à petits poumons a été étudié par Hourmann et Dechambre, W. Jenner, Fräntzel, Eppinger.

A l'ouverture du thorax, la diminution de volume des poumons est parfois peu apparente, mais ils s'affaissent rapidement par leur propre poids, comme le ferait un sac de papier mouillé (Jenner), et non comme sous l'action d'une élasticité persistante. Ils se laissent déprimer sans réagir, et leur surface garde l'empreinte du doigt. La surface de ces organes est grisâtre, ardoisée, parfois teintée presque uniformément en noir. Pour Niemeyer, il ne s'agit pas d'une pigmentation extra-vasculaire, et c'est le contenu même des capillaires qui s'est transformé en pigment. L'atrophie existe toujours des deux côtés, et la diminution de volume des poumons rétractés est parfois considérable. On a vu ces organes réduits à deux sacs du volume d'un citron (cas d'Eppinger).

A la coupe, on aperçoit un réseau à larges mailles, sec, circonscrivant des cavités de volume variable, communiquant presque toutes entre elles. Des tractus fibroïdes pigmentés répondent aux ramifications principales des bronches. Il ne reste presque rien du parenchyme primitif. P. Guttmann a étudié, entre autres, les poumons d'un individu mort à l'âge de 74 ans, chez lequel le poumon gauche n'était, en quelque sorte, qu'une grande poche diaphane remplie d'air; à l'intérieur de cette poche, l'atrophie était poussée à ses dernières limites, et les cloisons inter-alvéolaires avaient complètement disparu[1]. Fräntzel et Ponfick ont observé des cas analogues.

Les lésions adventices que l'on rencontre le plus souvent dans l'Emphysème atrophique sont

1. Société de médecine interne de Berlin, 9 mars 1891

la sclérose, l'athérôme des artères, et, dans le poumon, un peu d'œdème, de la congestion passive des bases, ainsi que de la bronchectasie. La bronchite vraie est rare, contrairement à ce qu'on observe dans l'Emphysème à gros poumons. A cette atrophie des poumons correspond une rétraction du thorax qui est comme revenu sur lui-même, raccourcissement dû en partie à l'atrophie des disques intervertébraux, et les muscles intercostaux sont atrophiés. Le cœur et le foie qui, dans l'Emphysème ordinaire, sont séparés de la paroi par le poumon dilaté, touchent, au contraire, sur une grande étendue la paroi thoracique dans l'Emphysème sénile.

LÉSIONS CONCOMITANTES

Il est extrêmement rare que l'Emphysème soit simple et l'on a pu dire, avec juste raison, qu'il complique une grande variété d'états pathologiques bien plus qu'il n'en est compliqué lui-même. Il est donc impossible de regarder comme lésions accessoires toutes les altérations du système de la circulation et de la respiration accompagnées de dilatation vésiculaire. Mais à ne considérer même que les cas où l'Emphysème figure comme maladie principale, les lésions concomitantes sont nombreuses et nous ne ferons guère que les indiquer brièvement.

On est, aujourd'hui, unanime à rattacher aux troubles de la respiration les *déformations thoraciques* qui, d'après Freund, sont primitives. Nous étudierons plus longuement avec les symptômes ces diverses déformations (projection du sternum et des côtes, déviations compensatrices de la colonne vertébrale). Mais, au point de vue anatomo-pathologique, on peut observer une altération des tissus osseux et fibreux qui constituent une partie des parois de la poitrine. Le tissu des côtes revêt une teinte jaunâtre et se creuse de lacunes, les cartilages se calcifient, deviennent rigides, perdent leur élasticité et augmentent de volume. Les muscles inspirateurs prennent un développement exagéré.

Dans les poumons, du côté des *bronches*, la bronchite et la congestion sont la règle. Sauf dans les cas de sclérose pulmonaire, la bronchectasie, lorsqu'elle existe, est, en général, peu marquée; par contre, la sclérose péribronchique est assez fréquente. Les bronchioles peuvent être dilatées, rétrécies ou même oblitérées. Mais ce qui domine, ce sont les lésions de bronchite chronique, lésions ordinairement très prononcées et très étendues, et l'anatomie pathologique correspond bien, à cet égard, aux signes cliniques si fréquemment observés. Dans les régions où il n'existe pas d'Emphysème, à la base et en arrière, on rencontre de la congestion passive et de l'œdème; l'atélectasie partielle et les noyaux de broncho-pneumonie récente que l'on observe si souvent semblent devoir être rattachés à des complications ultimes.

Les altérations de la *plèvre* sont très fréquentes. Qu'il s'agisse d'Emphysème partiel chronique lié à la tuberculose ou d'Emphysème constitutionnel idiopathique (*emphysema substantivum*), il est bien rare que la séreuse ne présente pas de modifications. Dans l'Emphysème chronique, les adhérences pleurales sont presque la règle et Louis les a rencontrées 30 fois sur 36 cas. Mais ces adhérences sont rarement généralisées, même si la dilatation vésiculaire peut être constatée presque partout. Quand l'Emphysème siège surtout au niveau des parties libres, au bord antérieur par exemple, les adhérences existeront seulement en arrière (Louis). Si les adhérences sont générales, ce qui s'observe surtout chez les tuberculeux, l'Emphysème est ordinairement peu développé (Hirtz).

Dans le cas d'Emphysème sous-pleural, la plèvre peut être décollée sur une vaste étendue. Dans un cas, cité par Bouillaud, l'air accumulé formait plusieurs énormes poches, dont l'une pouvait, au premier abord, être prise pour l'estomac. Lorsque la plèvre s'est déchirée, on trouve, à l'autopsie, les lésions du pneumo-thorax. Celui-ci peut être resté pur, si la mort est survenue rapidement, ou être devenu un pyo-pneumo-thorax. Il est parfois difficile de retrouver les perforations qui se produisent dans des régions très variables, et peuvent être soit uniques, soit multiples (Galliard, Rheder).

Les troubles de la circulation pulmonaire retentissent profondément sur la circulation générale. De là les congestions et les lésions du *foie*, de la *rate*, du *rein*. L'*estomac* est souvent dilaté; il est le siège, ainsi que l'intestin, de lésions catarrhales. Les hémorroïdes sont fréquentes.

A la stase veineuse générale correspondent l'ascite, l'hydrothorax, l'anasarque. Cette stase se rattache aux lésions du *cœur droit*, si fréquemment observées et accompagnées ou non d'hypertrophie du muscle cardiaque. A une période avancée, l'aorte et le ventricule gauche n'échappent pas aux altérations générales. Mais il faut tenir compte de ce fait que l'athérome paraît être plutôt un effet de l'âge qu'une lésion secondaire, malgré la statistique de Chambers, qui, sur 258 emphysémateux, a trouvé 54 fois l'athérome. L'artério-sclérose est souvent constatée, ainsi que la dégénérescence graisseuse ou granulo-graisseuse du cœur, chez les sujets âgés. Mais ce qui domine, après les modifications du poumon et de la plèvre, ce sont les lésions des cavités droites du cœur, l'insuffisance secondaire de la *valvule tricuspide* et les lésions viscérales dépendant de l'asystolie, qui, en général, apparaît à la période ultime de l'Emphysème pulmonaire.

PHYSIOLOGIE PATHOLOGIQUE

Aux altérations profondes de la structure du poumon que nous a montrées l'étude anatomo-pathologique de celui-ci, correspondent des modifications caractéristiques dans les fonctions de cet organe. L'oblitération des vaisseaux capillaires, en rétrécissant dans une large mesure le champ de l'hématose, détermine une gêne respiratoire plus ou moins intense, et, d'autre part, la destruction des fibres élastiques, en diminuant d'une façon notable le retrait physiologique du poumon pendant l'expiration, rend la ventilation pulmonaire très différente de ce qu'elle est à l'état normal. Ces troubles physiologiques, que nous allons étudier, en comparant la respiration chez l'emphysémateux et chez le sujet sain, sont faciles à constater, en ayant recours à différents procédés d'examen.

La fonction pulmonaire comprend deux sortes d'actes : 1° les *actes mécaniques*, par lesquels l'air est successivement inspiré et expiré; 2° les *actes physico-chimiques*, échanges gazeux entre le sang et l'air qui constituent l'hématose. Dans l'Emphysème pulmonaire, ces deux ordres d'actes présentent des modifications pathologiques.

Actes mécaniques. — Normalement le thorax représente, au point de vue physiologique, une cavité à parois dilatables s'agrandissant pendant l'inspiration, se rétrécissant, au contraire, pendant l'expiration. Ces variations de volume sont assez restreintes quand la respiration est régulière, et les muscles inspirateurs ordinaires suffisent à déterminer ces mouvements d'expansion. Le retour à la position moyenne s'exécute grâce à la simple élasticité des parois thoraciques soumises à l'action de l'élasticité pulmonaire, facteur essentiel, primordial et suffisant de l'expiration normale.

Pendant l'*inspiration*, qui est essentiellement active et musculaire, l'action du diaphragme et des intercostaux l'emporte sur l'élasticité pulmonaire, dont la résistance peut être évaluée à 8 millimètres de mercure dans les inspirations calmes, à 34 millimètres en moyenne dans les inspirations profondes (Beaunis et Bouchard). C'est au niveau des bords antérieurs du poumon que l'expansion est le plus prononcée, et c'est également dans cette région que l'on rencontre le plus souvent la dilatation vésiculaire de l'Emphysème.

L'*expiration* est passive, elle se produit sans intervention des muscles, sous la simple influence de l'élasticité pulmonaire, et l'on peut, dès à présent, prévoir combien elle sera modifiée dans un poumon emphysémateux où le système élastique est si profondément altéré.

En effet, *dans l'Emphysème*, l'expiration est longue et considérablement ralentie. Cela tient à ce que la diminution de l'élasticité pulmonaire agit, en quelque sorte, dans le même sens qu'un obstacle s'opposant à la sortie de l'air, et Marey a très justement donné l'interprétation de ce fait en montrant que « l'obstacle allonge la période de la respiration pendant laquelle il agit ».

Donc *cliniquement*, dans l'Emphysème, l'expiration paraît prolongée et plus longue que l'inspiration, contrairement à ce que l'on observe chez un sujet sain, en auscultant le thorax. (On sait qu'au point de vue *physiologique* la durée de l'expiration est normalement plus longue que celle de l'inspiration, et il ne faut pas confondre les bruits de l'inspiration et de l'expiration avec ces actes eux-mêmes). Ce changement clinique de rapport reconnu à l'auscultation est très important dans le diagnostic de l'Emphysème.

Le *type respiratoire* est, chez les sujets sains, variable suivant le sexe. Chez l'homme, habituellement la respiration est diaphragmatique ou *abdominale*; la masse intestinale est refoulée, le ventre se bombe, les diamètres du thorax se modifient très peu et seulement dans la partie inférieure. Chez la femme, l'ampliation thoracique est due principalement aux mouvements des côtes, c'est la respiration costale ou *thoracique*. Si ce type respiratoire s'accentue, les mouvements des deux premières côtes et de la clavicule sont exagérés, d'où le nom de respiration *claviculaire*.

Dans le cours de l'*Emphysème*, à mesure que le poumon augmente de volume, les parois de la poitrine s'élargissent et s'élèvent. A une période avancée de l'affection, l'ampliation est arrivée à son maximum, et le thorax est, comme on l'a dit, en état d'inspiration permanente. Dès lors le diaphragme peut seul, en se contractant, augmenter le diamètre vertical de la cavité thoracique et, même dans les inspirations les plus profondes, il est le seul muscle inspirateur qui puisse agir utilement. Il en résulte que, chez l'homme, le type respiratoire abdominal est accentué, et que, chez la femme, le type costal est remplacé par le type respiratoire habituel à l'homme. C'est donc chez la femme que le changement produit par l'Emphysème est le plus prononcé.

Cette diminution de l'expansion thoracique devrait théoriquement être compensée par une fréquence plus grande des mouvements respiratoires. C'est, en effet, ce qui a été constaté chez un certain nombre de malades, et, d'après Eichorst, il y aurait presque toujours augmentation de fréquence dans la respiration. Jaccoud également signale le même fait. Pourtant beaucoup d'auteurs admettent que, chez les emphysémateux, l'accélération est légère ou nulle. Pour Hirtz, dans l'Emphysème sans complication, la fréquence des mouvements respiratoires est diminuée et il n'y a pas de modifications de rhythme. Nous verrons, un peu plus loin, comment on peut expliquer ce dernier fait en apparence paradoxal.

Lorsque la dyspnée vraie apparaît, les muscles inspirateurs et expirateurs accessoires entrent en jeu. Non seulement le diaphragme, mais aussi les scalènes, les dentelés postérieurs se contractent énergiquement. Les muscles de l'abdomen viennent en aide à l'expiration déjà si difficile. Tous ces muscles agissent dans les accès de suffocation, en tendant à augmenter non pas seulement l'expiration, mais *toute l'excursion respiratoire* (Eichorst). L'expiration et l'inspiration sont également difficiles et le larynx, presque immobile dans la respiration ordinaire, s'abaisse fortement, ce qui est un des signes caractéristiques de la dyspnée (Beaunis et Bouchard).

Quant aux modifications intimes de la respiration, elles peuvent être appréciées au moyen de la pneumométrie, de la spirométrie et de la méthode graphique.

Modifications de la ventilation pulmonaire. — Elles ont été bien étudiées par Waldenburg, au moyen du *pneumomètre*, qui permet de déterminer la pression inspiratoire et expiratoire. C'est un manomètre différentiel, consistant en un tube en U vertical dont une extrémité est renflée en ampoule et communique librement avec l'atmosphère, tandis que l'autre est coudée et reliée par un tube en caoutchouc au masque ou au cornet dans lequel respire l'individu examiné. Le tube en U contient, jusqu'à la moitié de sa hauteur, du mercure dont les ménisques correspondent à la graduation zéro. Au-dessus et au-dessous de ce niveau sont gravées des divisions en millimètres qui permettent de lire facilement l'étendue du déplacement de la colonne mercurielle, l'intensité de la pression étant mesurée par la différence de niveau dans les deux branches.

Au moyen de cet appareil ou d'un appareil analogue, il est très facile d'évaluer l'intensité des forces respiratoires, mais les résultats obtenus varient suivant les individus et même les conditions de l'expérience. Selon que le mouvement d'inspiration ou d'expiration est brusque ou, au contraire, lentement progressif, on obtient des résultats très différents. Il en résulte que les chiffres donnés comme normaux par les expérimentateurs (Mendelsohn, Hutchinson, Valentin, Donders) ne concordent pas absolument entre eux. D'après Waldenburg, pour un homme adulte on obtient normalement : pression dans l'expiration forcée = + 100 à 130 millimètres de mercure; dans l'inspiration forcée — 80 à 100 millimètres. Chez la femme, les chiffres sont plus faibles et l'on obtient comparativement + 70 à 110 et — 60 à 80 millimètres.

Dans l'*Emphysème*, la force d'inspiration varie peu. Au début, elle peut être légèrement accrue (Waldenburg) : pendant la période d'état elle est normale ou légèrement diminuée. La force de l'expiration, au contraire, est toujours diminuée par rapport à la première. Ordinairement elle lui est notablement inférieure, quelquefois il y a égalité. Waldenburg nous apprend qu'au lieu du rapport : $\frac{\text{Press. exp.}}{\text{Press. insp.}} = \frac{160}{120}$ on trouve chez les emphysémateux $\frac{70}{140}$ et $\frac{40}{110}$. A une période avancée, lorsque la force d'inspiration diminue aussi, il a obtenu les chiffres $\frac{30}{40}$ et $\frac{22}{32}$.

Les chiffres que nous venons de citer ont été relevés chez des emphysémateux ordinaires. Lorsque la dilatation alvéolaire coexiste avec la tuberculose, le rapport n'est plus exactement le même. Hirtz a trouvé, dans ces conditions, que les deux forces diminuent, mais que l'expiration est toujours plus faible, et il a établi ce rapport :

$$\frac{\text{Force d'expiration}}{\text{Force d'inspiration}} = \frac{50}{60}, \frac{60}{70}, \text{ etc.}$$

Ajoutons que lorsqu'on cherche à évaluer, chez un emphysématux, la force des pressions respiratoires, il est bon de faire communiquer le tube du manomètre avec l'une des narines et de maintenir l'autre fermée. On se met ainsi à l'abri d'une cause d'erreur résultant de l'action des muscles des joues, lorsque le manomètre communique avec la bouche.

Spirométrie. — Non seulement le rapport et l'intensité des forces respiratoires sont modifiés, mais la quantité d'air qui pénètre dans le poumon ou qui en sort, à chaque excursion thoracique, subit, dans l'Emphysème, une diminution très notable. La capacité vitale du poumon est restreinte, et cette diminution qui peut aller jusqu'à 50 pour 100 est facilement constatée au moyen du spiromètre.

Le *spiromètre* est un appareil analogue à un gazomètre vulgaire perfectionné et adapté aux expériences physiologiques. Il en existe de nombreux modèles, ne différant guère entre eux que par des détails. Nous citerons entre autres ceux de Hutchinson, Schnepft, Boudin, Bonnet. Le spiromètre de Hutchinson se compose d'un réservoir rempli d'eau dans lequel plonge une cloche mobile renversée, de volume connu, munie à sa partie supérieure d'une ouverture qu'on ferme à volonté. Cette cloche est maintenue en équilibre, à quelque hauteur qu'elle soit placée, au moyen d'un dispositif spécial de cordes et de poulies. Un tube en U pénètre, par une de ses extrémités, à l'intérieur de la cloche, l'autre branche aboutit au dehors et communique par un tube en caoutchouc avec la bouche ou le nez de l'individu examiné. A chaque expiration l'air pénètre dans la cloche et la soulève à une certaine hauteur mesurée par une échelle graduée. On obtient ainsi facilement le volume de l'air expiré et la *capacité vitale*.

Hutchinson a désigné sous ce nom la plus grande quantité d'air qui puisse circuler dans le poumon, depuis le commencement d'une inspiration profonde jusqu'à la fin d'une expiration forcée. On l'appelle aussi : capacité pulmonaire, ou mieux encore : capacité respiratoire. Elle est égale en moyenne à 3 litres $\frac{1}{2}$, chez l'homme adulte ; elle varie, chez la femme, entre 2 et 3 litres, et paraît avoir un certain rapport avec la stature (Hutchinson).

Dans l'*Emphysème* la capacité respiratoire est toujours très notablement diminuée, et cette diminution, d'après Wintrich, peut aller de 20 pour 100 à 60 pour 100 du chiffre normal. Chez l'homme, on ne trouve plus que 2400, 2200 et même 2000 centimètres cubes. On l'a vue, dans certains cas, s'abaisser même jusqu'à 1500 centimètres cubes. Chez la femme, au lieu de 2 à 3 litres, on ne constate plus que 1500 à 1000 centimètres cubes. Waldenburg a même observé, dans des cas d'Emphysème extrêmement développé, les chiffres de 1000 centimètres cubes, chez un homme, et de 700 centimètres cubes, chez une femme.

En même temps que la quantité d'air pur introduit dans le thorax à chaque respiration diminue d'une façon aussi notable, la surface interne des poumons reste en contact avec une plus grande quantité d'*air résidual*, condition défavorable aux échanges gazeux. On peut donc résumer les modifications de la ventilation pulmonaire en ces termes : dans l'*Emphysème* la capacité vitale est notablement *diminuée*, la quantité d'air résidual est *augmentée*.

Cette diminution de la capacité vitale peut, en outre, avoir une importance assez grande, au point de vue du diagnostic différentiel, car il faut noter qu'elle coïncide, chez l'emphysémateux, avec l'augmentation de la capacité thoracique absolue, ce qui ne se produit pas dans d'autres affections où le spiromètre enregistre aussi une diminution de la capacité respiratoire.

Méthode graphique. — L'application de la méthode graphique permet d'obtenir des tracés qui rendent parfaitement sensibles les changements de rhythme et d'ampleur des mouvements respiratoires. On peut employer pour ces recherches le spiromètre modifié de Panum, le stéthographe de Riegel, le pneumographe de Marey, l'anapnographe de Bergeon et Kastus, etc. Dans tous ces instruments les mouvements du thorax sont transmis à un tambour enregistreur soit par un levier, soit par un tube de caoutchouc, soit par un dispositif spécial, et l'on obtient un tracé reproduisant fidèlement les variations diverses de la respiration.

Brouardel et Hirtz, par exemple, ont signalé sur ces tracés, dans l'*Emphysème* simple, la diminution de fréquence des mouvements respiratoires, leur amplitude et leur régularité. Au pneumographe la ligne descendante de l'inspiration est droite et rapide : la ligne ascendante ou expiratoire est parabolique, analogue aux tracés pris par Marey sur des animaux, chez lesquels on rend expérimentalement la respiration difficile, en coupant, par exemple, les pneumogastriques. Regnard a étudié es degrés de dilatation des parties supérieures et inférieures de la poitrine, au moyen de deux pneumographes indépendants. Il a ainsi démontré que, chez les grands emphysémateux, la poitrine est, en quelque sorte, fixée, immobile, et que le diaphragme seul peut augmenter, dans le sens vertical, le diamètre du thorax.

Modifications physico-chimiques. — Si les actes mécaniques de la respiration sont modifiés dans l'Emphysème, les actes physico-chimiques, les échanges gazeux entre l'air et le sang, l'hématose en un mot, est profondément troublée. Moins faciles à apprécier que les troubles mécaniques, ces modifications n'en sont pas moins indéniables, quoique imparfaitement connues. Dans le poumon où l'air courant est diminué, où l'air résidual augmente, où, suivant l'expression de Jaccoud, le malade respire, en quelque sorte, dans un air confiné, il est aisé de comprendre combien les échanges gazeux peuvent être modifiés. Ajoutons que la diminution du réseau capillaire des alvéoles, en partie oblitéré, diminue la masse de sang en contact avec l'oxygène. Aussi Geppert, dans ses études sur les actes chimiques respiratoires dans l'Emphysème, signale-t-il une diminution notable de l'absorption d'oxygène et une insuffisance de dégagement de l'acide carbonique. Muggia[1], qui a recherché également, chez plusieurs emphysémateux, les modifications des échanges gazeux, n'a trouvé, il est vrai, de profondes différences que lorsqu'il existe en même temps de la bronchite. Dans ce cas, il y aurait alors une véritable insuffisance respiratoire, dans laquelle on doit incriminer à la fois la diminution des échanges gazeux et les modifications de la ventilation pulmonaire. Il suffit de rappeler qu'à une période un peu avancée de l'affection, la bronchite est, pour ainsi dire, constamment associée à l'Emphysème, pour reconnaître combien il est difficile de la séparer de celui-ci, au point de vue qui nous occupe.

Si nous résumons en quelques lignes la physiologie pathologique de l'Emphysème, en reliant ces troubles aux lésions anatomiques, nous arriverons aux conclusions suivantes :

La diminution ou la perte de l'*élasticité pulmonaire* tient sous sa dépendance un grand nombre de symptômes. Elle est liée surtout à la disparition des fibres élastiques. L'altération des fibres lisses, bien qu'elle joue un rôle absolument secondaire, n'est pas entièrement étrangère à la diminu-

1. Muggia, *Riforma medica*, 12 Février 1891.

tion de cette élasticité, car on sait que celles-ci agissent non seulement par leur contractilité, mais aussi par leur tonicité (rétractilité tonique du poumon). Même certains auteurs admettent que leur rôle élastique est bien plus considérable qu'on ne le croit généralement (M. Duval, Louis Oger). D'Arsonval a confirmé ces idées, et de ses expériences il résulte que l'intégrité de l'innervation des éléments musculaires du poumon est indispensable à sa complète rétractilité.

A la perte de cet élasticité sont liés les principaux troubles d'ordre mécanique, le défaut de rétraction thoracique, la fixité du thorax en position d'inspiration permanente, l'augmentation de la quantité d'air résidual, l'insuffisance du vide thoracique facilitant par l'aspiration la circulation sanguine. L'insuffisance des échanges gazeux se rattache à la diminution graduelle du champ de l'hématose, à l'oblitération puis à la disparition d'un certain nombre de capillaires, à la stagnation prolongée de l'air dans les parties profondes du poumon

De là résulte une dyspnée lentement croissante, une soif d'air continuelle, un ralentissement des combustions de certains produits dans l'organisme, l'apparition dans l'urine d'acide oxalique ou d'allantoïne (Lehmann), ou d'un excès d'acide urique (Parkes et Ranke), quand la bronchite apparaît.

A ces conditions nouvelles de la respiration se rattachent les troubles circulatoires généraux, dont l'importance est si grande à une période avancée de l'Emphysème. Dans le thorax toujours élargi, il ne se produit plus, lors de l'inspiration, ce vide thoracique qui, dilatant les vaisseaux par action excentrique sur leurs parois, diminue la résistance à la circulation et favorise la déplétion du cœur droit. Si l'on joint à cette diminution de l'aspiration sanguine la disparition des capillaires et, par suite, une augmentation de la résistance qu'éprouve le ventricule droit à faire pénétrer le sang dans le poumon, on comprend facilement le mécanisme de la répercussion sur le cœur de la lésion pulmonaire.

La stase veineuse apparaît bientôt, et son action se fait sentir sur tous les organes même éloignés du thorax : le cœur droit surmené se dilate ; les veines du cou se distendent, sont le siège de battements, d'ondulations ; la peau prend une coloration violacée. Plus tard, le foie, le rein, l'estomac sont congestionnés et altérés, des hydropisies multiples peuvent apparaître, ainsi que tous les signes de l'asystolie. Nous n'insisterons pas plus longuement sur ces accidents que nous décrirons plus loin, en étudiant les symptômes.

L'emphysémateux lutte de son mieux contre tous ces troubles. Il évite tout effort, toute fatigue, prend les positions les plus propres à faciliter l'entrée de l'air dans son thorax. Il utilise l'action des muscles respirateurs accessoires et respire, en général, profondément. Or, on sait que normalement, dans le même espace de temps, une inspiration profonde d'un demi-litre d'air, par exemple, est mieux utilisée que deux inspirations restreintes, même si le chiffre total de ces dernières est supérieur au chiffre de l'inspiration profonde (Gréhant). C'est peut-être pour cette cause, jointe à l'absence habituelle d'efforts, que, chez les emphysémateux, la respiration n'est pas, en général, accélérée, et qu'à l'aide des muscles inspirateurs accessoires ils cherchent à dilater leur thorax au maximum, c'est-à-dire à faire pénétrer à la fois la plus grande quantité possible d'air dans leurs poumons, comme le prouvent d'ailleurs les tracés graphiques, obtenus par Brouardel et Hirtz au moyen du pneumographe.

On peut se demander cependant, comment, dans de pareilles conditions, les malades peuvent supporter, parfois d'une façon relativement satisfaisante, pendant une durée fort longue, les lésions de leur appareil pulmonaire. Il est assez difficile de répondre à cette question, bien que l'on sache que l'Emphysème n'est jamais absolument généralisé et qu'il existe toujours une partie intacte du parenchyme. Il est probable que l'augmentation de la ventilation, au niveau des alvéoles restés sains, peut, dans une certaine mesure, suppléer à l'insuffisance de la respiration, dans les parties atrophiées du poumon (Geppert, Moeller). Mais l'équilibre ainsi obtenu est essentiellement instable. La moindre affection aiguë broncho-pulmonaire supprime cette suppléance transitoire, et l'on voit apparaître ces accès de suffocation si violents, signalés déjà par Laënnec, pendant lesquels la dyspnée constante de l'emphysémateux peut prendre une intensité extraordinaire.

PATHOGÉNIE

La pathogénie de l'Emphysème pulmonaire n'est pas encore nettement élucidée. Depuis Laënnec, de nombreuses théories ont été tour à tour proposées, combattues, puis rejetées ou adoptées de nouveau, sans que l'une d'elles soit parvenue à rallier définitivement la majorité des physiologistes et des médecins. Successivement, on a pu voir attribuer le principal rôle pathogénique à l'inspiration, puis à l'expiration, puis de nouveau à l'inspiration. La théorie dystrophique a, pour un temps, paru fournir une solution satisfaisante, mais on a bientôt reconnu qu'à elle seule elle ne pouvait pas expliquer la production de la dilatation alvéolaire dans toutes les circonstances. Actuellement on paraît pencher vers une théorie éclectique qui, en admettant que tous les faits observés ne rentrent pas dans le même cadre, semble se rapprocher plus que toute autre de la solution exacte.

Toutefois il est indispensable, avant de conclure, d'exposer les différentes opinions émises et de considérer successivement les théories mécanique, dystrophique et nerveuse auxquelles on peut rattacher presque toutes les variétés d'Emphysème.

1° Emphysème d'origine mécanique. — Les théories mécaniques (Laënnec, Rokitansky, Eppinger, etc.) sont les plus anciennes en date. Elles admettent que l'augmentation de pression sur la surface interne des alvéoles détermine leur dilatation. C'est à l'excès de tension de l'air contenu dans le poumon que se rattache ce phénomène. mais cet excès de tension tient à deux causes. Il peut être dû à l'exagération de l'inspiration accumulant l'air dans les alvéoles d'où il sort difficilement si l'expiration est gênée, ou bien à l'expiration elle-même s'exerçant sur un poumon plus ou moins dilaté. De là une division en théorie inspiratoire et expiratoire qui a partagé les auteurs, chacune de ces théories comptant de nombreux partisans.

A. — Théorie inspiratoire. — Laënnec, supposant la puissance inspiratoire plus forte que la puissance expiratoire, attribue a la première le rôle le plus important, mais il y joint, en même temps. l'influence de la dilatation, sous l'influence de la chaleur, de l'air contenu dans les vésicules. Pour cet auteur. l'Emphysème se développerait toujours à la suite de cette variété de bronchite qu'il appelait le catarrhe sec. Les mucosités très visqueuses et très adhérentes sécrétées par les bronches malades ne tardaient pas à en rétrécir le calibre. L'air inspiré. trouvant un obstable à sa sortie. dans ce rétrécissement bronchique grâce à la présence du bouchon muqueux, s'accumulait dans les lobules pulmonaires « par un mécanisme analogue à celui de la crosse d'un fusil à vent. » Cet air dilaté finissait par déterminer la rupture des parois de ces lobules, après avoir épuisé leur élasticité. Si, malgré la sténose des conduits aériens, Laënnec admettait la possibilité de la pénétration de l'air au fond des lobules, alors que l'expulsion en était considérablement gênée, c'est que la puissance supérieure des forces inspiratoires ne faisait pas de doute à ses yeux.

Gairdner interpréta autrement l'action du bouchon muqueux, dont parlait Laënnec, et démontra que l'atélectasie était la conséquence de l'obstruction des bronches. Dans ces conditions, l'Emphysème occupait les parties voisines des lobules atélectasiés et on avait affaire à un Emphysème compensateur. Mais si l'inspiration était toujours regardée comme facteur principal, il fallait faire intervenir une certaine gène expiratoire qui ne fut pas d'ailleurs toujours attribuée à la même cause.

Pour Biermer, il existait une contraction bronchique, analogue à celle qui se produit dans l'asthme. Irvine met en cause le rétrécissement pathologique des bronches, dû à leur inflammation. D'après de Niemeyer, il faut attribuer à l'aplatissement expiratoire de celles-ci l'obstacle à la sortie de l'air.

A la suite d'objections faites à la théorie inspiratoire, des recherches expérimentales ont été entreprises plus tard pour vérifier si l'inspiration forcée suffit à produire l'Emphysème. Déjà Longet et Cl. Bernard avaient montré qu'à la suite de la section des nerfs pneumogastriques on observait une dilatation vésiculaire qui paraissait due aux efforts inspiratoires de l'animal chez lequel les inspirations plus lentes étaient profondes et énergiques, le diaphragme s'abaissant lentement en allongeant considérablement le diamètre vertical du thorax (Cl. Bernard). Hirtz lia la trachée d'animaux, en produisant par cette ligature un certain degré de rétrécissement du conduit aérien. Les animaux moururent au bout de quelques jours, pendant lesquels leur thorax se dilatait par des inspirations énergiques ; à l'autopsie, on trouva un Emphysème généralisé. Mais l'obstacle existait aussi bien à la sortie qu'à l'entrée de l'air, et il était difficile de rapporter de préférence à l'inspiration ou à l'expiration la dilatation alvéolaire. Pour répondre à cette objection, E. Hirtz songea à supprimer l'action du muscle inspirateur par excellence, le diaphragme, afin de laisser la prédominance aux forces expiratrices. Chez d'autres animaux, il coupa les deux nerfs phréniques. Malgré une très forte dyspnée consécutive, on ne trouva pas d'Emphysème à l'autopsie. Un dernier animal, chez lequel un seul nerf phrénique avait été coupé, présentait un seul poumon emphysémateux correspondant au nerf phrénique intact. Il paraîtrait résulter de ces expériences que la contraction exagérée des muscles inspirateurs et, en particulier, du diaphragme peut produire l'Emphysème pulmonaire.

Ces faits expérimentaux doivent être rapprochés de ce que l'on observe, en clinique, dans l'asthme, par exemple, où il y a spasme des muscles inspirateurs et Emphysème. L'inspiration peut donc être mise en cause; elle semble devoir être particulièrement incriminée dans une variété d'Emphysème très fréquente, l'Emphysème supplémentaire.

Emphysème supplémentaire. — L'Emphysème supplémentaire, désigné aussi sous le nom d'*Emphysème vicariant*, *compensateur*, *ex-vacuo* (Jaccoud, Dechambre), est une des variétés les plus intéressantes de l'Emphysème inspiratoire. Sa pathogénie est simple. Lorsqu'un certain nombre de lobules sont devenus imperméables à l'air, à la suite d'une affection pulmonaire, soit aiguë, soit chronique (broncho-pneumonies, scléroses, congestion, tuberculose, etc.), il se produit, autour des parties malades ou atélectasiées, une dilatation des lobules voisins restés perméables, dilatation en quelque sorte compensatrice, facile à constater à l'autopsie. Gairdner, en reprenant les recherches de Laënnec sur la pathogénie de l'Emphysème, avait déjà démontré que la dilatation vésiculaire, contrastant avec le collapsus des lobules voisins aplatis, s'expliquait justement par la pression plus considérable qu'exerçait sur ces lobules périphériques la colonne d'air inspiré. Andral soutint également la théorie de la respiration supplémentaire. Les travaux de Williams et de Niemeyer apportèrent une confirmation des idées de leurs prédécesseurs, et aujourd'hui cette théorie est presque universellement adoptée.

Dechambre a fait pourtant observer qu'il est difficile d'admettre absolument la théorie de l'Emphysème compensateur. Pour lui, la quantité d'air introduite pendant une inspiration est en rapport avec la capacité pulmonaire, au moment même de cette inspiration. Si, pour une raison quelconque, la capacité pulmonaire est diminuée, la quantité d'air inspiré doit diminuer proportionnellement, et pour reconnaître l'existence d'une véritable respiration supplémentaire, il faut invoquer forcément l'action d'inspirations exagérées habituelles et pour ainsi dire constantes. Par conséquent, dans ce cas, on ne doit pas attribuer la dilatation alvéolaire à la simple respiration normale.

Cette objection n'est pas sans valeur, d'autant plus que, dans les conditions où se produit l'Emphysème supplémentaire, la force inspiratoire serait souvent diminuée (Biermer). Mais dans ces mêmes conditions il existe de la dyspnée, et instinctivement, cela est facile à constater, les malades dilatent leur thorax au maximum. De plus, on ne peut pas comparer la poitrine à une cavité dont les parois seraient inextensibles, et la pression négative de l'inspiration peut être exagérée, alors même que la quantité d'air qui pénètre pendant l'inspiration serait diminuée en raison directe du nombre des lobules imperméables. Il est donc difficile de nier, en pareil cas, l'influence de l'inspiration dans la formation de cet Emphysème, au mécanisme duquel on rattache aujourd'hui beaucoup d'Emphysèmes chroniques partiels et d'Emphysèmes aigus. L'Emphysème vrai avec lésions atrophiques peut d'ailleurs coexister, dans le même poumon, avec l'Emphysème vicariant (Eichorst). Celui-ci se développe en général très rapidement et l'atrophie alvéolaire n'en serait pas la conséquence fatale (Eppinger). Auld, pourtant, a décrit, dans certains cas analogues, des lésions histologiques assez développées que nous avons déjà signalées en étudiant l'anatomie pathologique.

Le terme d'Emphysème compensateur est-il bien justifié? D'après la théorie soutenue par Funke et Latschenberger, il existe dans les alvéoles ainsi dilatés des modifications de forme et de longueur des vaisseaux capillaires, mais nous ignorons dans quelle mesure ces modifications peuvent favoriser l'hématose. On doit admettre, jusqu'à nouvel ordre, que la compensation est d'ordre physique, mais qu'il est impossible de déterminer s'il existe, dans ce cas, une véritable suppléance respiratoire, une compensation physiologique.

B. — Théorie expiratoire. — La théorie inspiratoire adoptée par Laënnec puis interprétée par Gairdner, Andral, Traube, était passible d'objections. En effet. Laënnec pensait que les forces inspiratoires sont supérieures aux forces expiratoires. alors que la proposition inverse est la vraie. Des travaux de Mendelsohn, Hutchinson, Donders, Valentin, il résulte que l'opinion de Laënnec allait à l'encontre de toutes les données de la physique. Le fait scientifiquement démontré de l'infériorité des forces inspiratoires allait servir d'appui à la seconde théorie. dont les partisans attribuèrent à l'inégale répartition des pressions expiratoires la fréquence de l'Emphysème au bord antérieur et au sommet des poumons.

Jaccoud en particulier se prononce nettement pour la théorie expiratoire. « Il résulte du mode de l'expiration normale ou forcée, dit-il, que l'air, à ce moment-là, n'est pas seulement poussé des parties centrales du poumon dans les grosses bronches, puis dans le larynx, mais qu'il est aussi refoulé à la circonférence de l'organe, c'est-à-dire vers les points qui sont le moins comprimés durant l'acte expiratoire. Quand la glotte est ouverte, ce refoulement périphérique de l'air expiré ne peut pas avoir d'influence sur la capacité des alvéoles, mais si l'expiration se fait avec effort, si la glotte est en partie fermée, l'air doit être nécessairement refoulé de vive force vers les parties du poumon, au niveau desquelles la paroi thoracique offre le moins de résistance, et dans les points qui contiennent normalement le moindre volume d'air ; or le sommet du poumon répond à la première de ces conditions et le bord antérieur à la seconde, et c'est précisément là le siège de prédilection de l'Emphysème. »

D'autres arguments ont encore été invoqués à l'appui de cette opinion. On s'est, par exemple, appuyé sur ce fait, que, dans les hernies traumatiques du poumon, l'organe fait saillie à travers la plaie seulement pendant l'expiration (Malgaigne), et que, même lorsque la plaie du thorax n'est pas immédiatement suivie de hernie pulmonaire, cette dernière n'apparaît qu'à la suite d'un effort subit, d'une expiration brusque et énergique (Larrey). De même, dans les cas de pneumocèle, le volume de la hernie devient plus considérable pendant la toux et dans l'effort général (Desfosses).

C'est donc particulièrement pendant l'effort et la toux qu'est rendue manifeste l'augmentation de pression intra-pulmonaire, et, par suite, c'est pendant ces actes que les vésicules déjà pleines d'air auront tendance à se dilater dans les points où elles ne seront pas suffisamment soutenues.

L'effort en effet est précédé d'une inspiration profonde destinée à remplir complètement la poitrine d'air, puis la glotte se ferme, et sur le thorax ainsi fixé les muscles expirateurs se contractent énergiquement. Il en résulte un point d'appui solide pour les muscles destinés à agir. Dans ces conditions, on comprend que les poumons soient violemment comprimés de dedans en dehors par l'air diminué de volume, mais dont, par contre, la tension est exagérée et s'élève jusqu'à 10 et 16 centimètres de mercure. Si les points les plus faibles du parenchyme cèdent, la dilatation vésiculaire se produit.

La toux, comme l'effort, est précédée d'une inspiration profonde mais rapide, qui commence dès que le besoin de tousser se fait sentir; puis l'expiration se produit, brusque et saccadée, expulsant violemment, à travers la glotte rétrécie, l'air contenu dans les poumons. Cette expiration est très violente, car tous les muscles expirateurs accessoires se contractent. Il en résulte, dans les quintes de toux convulsive, une augmentation de pression dépassant le chiffre maximum de l'effort ordinaire. On conçoit facilement l'action que ce phénomène peut avoir sur la dilatation des vésicules pulmonaires, puisque celles-ci peuvent même se rompre, dans certains cas, en donnant lieu à la formation d'un Emphysème interlobulaire ou sous-pleural.

L'influence de l'expiration dans la production de l'Emphysème paraît donc considérable. Cependant, de même que la théorie inspiratoire, la théorie expiratoire n'est pas absolument inattaquable. Au point de vue des arguments sur lesquels elle s'appuie, on a objecté que, dans le cas de hernie pulmonaire, on a affaire à une paroi thoracique dont une partie est, soit affaiblie (cicatrice), soit même détruite (plaie), tandis que normalement toutes les parties du poumon sont solidaires et que l'augmentation de pression doit être distribuée à peu près également. Si donc il existe, en certaines régions, une partie du parenchyme moins bien soutenue ou plus dilatable, l'augmentation de pression se fera sentir aussi bien dans l'inspiration forcée que dans l'expiration forcée. De plus, en général, les efforts de toux sont précédés ou suivis d'inspirations forcées, et dès lors il est bien difficile de faire la part de l'inspiration et de l'expiration, dans la genèse de la dilatation alvéolaire. Pour Marfan « l'augmentation de la pression gazeuze intra-pulmonaire ne peut agir sur les fibres élastiques que si celles-ci sont déjà distendues par l'inspiration. Si elles sont en état de relâchement, comme cela a lieu dans l'expiration, l'augmentation de pression de l'air ne peut avoir d'autre effet que de vider les vaisseaux, mais non d'amener une distension des fibres élastiques. » Cette observation est très juste, mais s'il est vrai que, dans ce cas, les forces expiratoires doivent être considérées comme « l'adjuvant » des forces inspiratoires, il n en est pas moins vrai qu'à l'expiration est due, dans ce cas, la surdistention pathologique des fibres élastiques ayant atteint, par le fait de l'inspiration, leur maximum de distension physiologique. Il semble donc que, dans bien des cas, les expirations forcées jouent un grand rôle, dans la production de l'Emphysème, et qu'elles peuvent revendiquer un rôle pathogénique, au même titre que les forces inspiratoires.

C. — Autres causes mécaniques. — D'autres causes mécaniques que l'inspiration ou l'expiration peuvent produire l'Emphysème, au moins partiel. Les tiraillements produits par les mouvements de la respiration doivent être incriminés, d'après Donders, lorsque l'Emphysème coexiste avec des adhérences pleurales, comme cela est fréquent. Il en serait de même dans certaines scléroses pulmonaires, lorsqu'il existe des rétractions multiples.

Quant à l'opinion qui invoque comme cause déterminante de la distension lobulaire, l'échauffement de l'air dans les poumons, il paraît difficile de l'accepter. Sauf les cas où la température de l'atmosphère est très basse, dans les conditions climatériques ordinaires l'air contenu dans la trachée aurait déjà acquis une température uniforme (Heidenhain). Pourtant quelques pathologiques pensent que la simple influence de la stagnation de l'air dans les lobules contribue à favoriser la dilatation de ceux-ci. « Lorsque l'expiration est insuffisante, dit Homolle, le thorax reste dilaté d'une façon permanente; l'air contenu dans les alvéoles se renouvelle imparfaitement et cette stase simple contribue à produire l'Emphysème. »

2° EMPHYSÈME D'ORIGINE DYSTROPHIQUE. — Quel que soit le mécanisme invoqué pour expliquer l'Emphysème, il n'en est pas moins constant que beaucoup d'individus ne deviennent pas emphysémateux, tout en étant soumis aux mêmes conditions de vie ou atteints des mêmes affections que les individus chez lesquels apparaît la dilatation alvéolaire. Chez certains malades en particulier, on observe des secousses de toux répétées parfois pendant un temps très long, sans que l'Emphysème survienne. Par contre, l'Emphysème a été rencontré chez des sujets n'ayant jamais eu auparavant de bronchites ni même de toux. Il y a là un fait qui a frappé quelques observateurs et les a incités à rechercher s'il n'existait pas une prédisposition particulière à subir l'influence mécanique des deux facteurs pathogéniques principaux de l'Emphysème, c'est-à-dire de l'effort et de la toux. On admettait bien que les théories mécaniques peuvent expliquer une dilatation momentanée des vésicules, mais pourquoi cette dilatation reste-t-elle permanente, pourquoi surtout ne l'observe-t-on que chez certains individus et non chez d'autres? Pourquoi enfin les influences mécaniques peuvent-elles faire absolument défaut dans certains cas où pourtant l'Emphysème est apparu de bonne heure? La théorie dystrophique permet, dans une certaine mesure de répondre à ces questions.

Cependant il faut savoir interpréter les faits et reconnaître que le défaut de résistance du poumon peut tenir à bien des causes. Dans les professions pénibles où les efforts sont énergiques et fréquemment répétés, dans les affections où la toux est de règle, on doit admettre que les conditions de la ventilation pulmonaire retentissent à la longue sur le parenchyme, en troublent la nutrition et déterminent même, en quelque sorte, l'usure des parois alvéolaires. En effet, si les causes de distension lobulaire persistent ou se répètent, celle-ci ne tarde pas à devenir permanente, car la gène de la circulation sanguine compromet la nutrition des éléments élastiques et de l'épithélium, et plus tard l'oblitération partielle des capillaires sanguins amène, en quelques points, l'atrophie des parois et leur perforation. Il en résulte une extension des lésions qui se répercutent sur d'autres parties primitivement saines, et l'Emphysème suit ainsi un développement progressif. On a alors affaire à une variété d'Emphysème « en quelque sorte régulière et normale (Ziegler). »

Dans les cas où des maladies antérieures du poumon ont déterminé des lésions plus profondes et d'une nature différente, la progression de l'Emphysème peut dépendre des troubles pathologiques causés par ces maladies elles-mêmes, et la dilatation vésiculaire s'étend dans un poumon altéré, placé en état de moindre résistance aux causes de destruction et d'atrophie. C'est au voisinage des parties malades hypérémiées, atélectasiées ou œdémateuses que l'ectasie alvéolaire débute, et l'on peut supposer que le parenchyme du poumon voit sa résistance diminuer en ces points, « de même que, au niveau d'un foyer d'inflammation, les petits vaisseaux perdent leur élasticité et leur tonicité normale » (Homolle). C'est dans cette variété pathogénique que doivent être rangés les cas où l'Emphysème apparaît, à la suite d'une pneumonie, par exemple. Hertz cite celui d'un musicien, qui, n'ayant jamais présenté de troubles du côté des voies respiratoires, devint emphysémateux dès qu'il se remit à jouer du cornet à piston, quelque temps après la guérison d'une pneumonie. Dans ces conditions, l'ectasie alvéolaire est consécutive à une maladie antérieure, c'est là un *Emphysème secondaire*.

Nous venons de voir que des affections antérieures du poumon, en dehors même des causes mécaniques, peuvent agir en modifiant la nutrition du parenchyme et en favorisant ainsi l'apparition ou l'extension de la lésion. Il nous reste à examiner comment le défaut de résistance du parenchyme peut être attribué soit à une disposition générale de l'économie, soit même à un vice congénital.

La diathèse arthritique a été regardée par quelques auteurs comme la cause intime de la lésion emphysémateuse, et, dans bien des cas, en effet, on constate facilement la coexistence de maladies ou d'accidents qui se rattachent à cette diathèse. Cette opinion, combattue et soutenue très vivement, paraît, tout en n'étant pas absolument démontrée, répondre à un grand nombre de faits. L'emphysémateux vrai est bien rarement seulement emphysémateux; presque toujours ce malade est en même temps un goutteux, un graveleux, un rhumatisant, un hémorroïdaire. La fréquence de cette association est trop grande, a-t-on dit, pour qu'il y ait là simplement une coïncidence et, à la vérité, sans pouvoir affirmer que l'Emphysème est une lésion de même ordre, il est difficile de nier les relations qui l'unissent aux diverses maladies appartenant au groupe arthritique.

Mais en dehors des conditions que nous venons d'énumérer, il est des cas où l'on ne retrouve dans les antécédents du malade, rien qui puisse permettre de rattacher l'Emphysème à une maladie antérieure, et de plus la lésion peut apparaître à une époque très peu avancée de la vie. On aurait affaire alors à la variété décrite sous le nom d'Emphysème primitif ou d'Emphysème spontané (G. Sée).

L'Emphysème primitif avait déjà été observé par Louis, qui, dans certaines circonstances, ne trouvait rien dans les commémoratifs pouvant expliquer la dyspnée et les signes physiques de la dilatation vésiculaire. Au lieu de précéder celle-ci, la bronchite apparaissait tardivement, comme complication. De plus les lésions étaient beaucoup plus développées que dans l'Emphysème classique, elles envahissaient tout un lobe ou même tout un poumon, dans lequel de grandes cavités se formaient. Dans ces faits, l'affection est le plus souvent héréditaire et, pour Waters qui l'a bien étudié, l'Emphysème constitutionnel et primitif n'a rien à voir avec les causes mécaniques. Cohnheim a tendance, dans ce cas, à incriminer un vice de développement du tissu élastique, et

Eppinger croit que les fibres élastiques existent. mais en moins grande quantité qu'à l'état normal. Pour Rayney et Williams il s'agirait de dégénérescence graisseuse aboutissant à l'atrophie du parenchyme. Jenner et Waters l'interprètent autrement, mais quelle que soit la différence des avis sur la nature de la lésion primitive, il n'en résulte pas moins que l'Emphysème peut se développer, sans qu'il soit possible, pour l'expliquer, d'invoquer l'intervention d'une cause mécanique. Nous avons déjà signalé l'opinion qui fait de l'Emphysème une lésion analogue à la calvitie et à certaines déformations unguéales. Pour Virchow, il s'agit d'un processus de nécrobiose s'accomplissant sans laisser de traces, et la perte de substance peut être comparée aux lacunes de l'épiploon et aux orifices de la faux du cerveau.

Si l'on est généralement d'accord pour admettre un Emphysème d'origine dystrophique, la divergence d'opinions se manifeste lorsqu'il s'agit de déterminer quels sont, parmi les éléments du parenchyme, ceux qui sont atteints les premiers et dont l'altération entraîne l'atrophie consécutive des parois vésiculaires. Pour Virchow, l'Emphysème est, avant tout, une lésion du tissu conjonctif. D'après Villemin, l'atrophie des capillaires est consécutive à l'hypertrophie et à l'altération granuleuse ou graisseuse des noyaux qui compriment et étouffent le réseau vasculaire. Rayney pense que l'altération graisseuse des membranes conjonctives est primitive. Pour Klœsi, la dénutrition commence par l'épithélium. Isaaksohn et Klob font jouer à l'altération des vaisseaux sanguins le rôle principal. Peut-être cette dernière opinion est-elle appelée à prendre un rôle prédominant, si les rapports de l'artério-sclérose et de l'Emphysème sont un jour définitivement établis. Déjà Boy, dans sa thèse sur le poumon cardiaque, tout en admettant l'Emphysème mécanique, reconnaît un Emphysème d'origine artérielle lié à l'endo-périartérite et surtout à l'endartérite des vaisseaux pulmonaires. D'après Huchard, les artério-scléreux sont souvent atteints d'Emphysème, et les rapports entre celui-ci et les lésions artérielles avaient déjà été signalés par Waters et Guéneau de Mussy. Actuellement la question n'est pas encore tranchée, bien qu'il soit admis en général que les causes mécaniques ne suffisent pas toujours à expliquer seules la dilatation alvéolaire, malgré l'affirmation de certains auteurs qui rattachent à la surdistension des fibres élastiques sous l'influence de l'inspiration ou de l'expiration, leur dégénérescence consécutive et toutes les autres lésions de l'Emphysème.

3° Emphysème d'origine nerveuse. — Dans certains cas, la dilatation alvéolaire ne peut guère être expliquée que par une action nerveuse dont le mécanisme n'est pas encore nettement déterminé, mais qui peut être rapprochée des faits expérimentaux bien mis en lumière surtout par Cl. Bernard.

A la suite de la section des pneumogastriques, ce grand physiologiste a constaté, dans le poumon des animaux en expérience, l'Emphysème sous toutes ses formes et à tous ses degrés. Des bulles de gaz apparaissent aussi sous la plèvre. Ces résultats, confirmés par Brown-Séquard, Longet, etc., ont été diversement interprétés.

Pour Cl. Bernard, après la section des nerfs vagues, les respirations gagnent en amplitude; l'animal ne sait plus limiter ses efforts, à chaque inspiration il introduit dans son poumon une quantité d'air supérieure au volume normal, et la distension du parenchyme augmente en même temps que la dilatation du thorax. Pour Boddaert, chaque inspiration distend de plus en plus les vésicules, et à un moment donné les limites normales de l'élasticité pulmonaire sont dépassées. L'Emphysème apparaît alors aux points les moins soutenus du poumon, puis bientôt, sous l'influence répétée de ces inspirations exagérées, le poumon cède et se rompt, déterminant ainsi la production d'un Emphysème interlobulaire.

D'après Longet, les muscles des petites bronches étant paralysés, l'expiration n'est plus suffisante pour chasser l'air qui s'accumule et dès lors distend les alvéoles. On doit rapprocher de cette opinion celle de Lange, qui fait jouer un rôle important à la paralysie de ces mêmes muscles, dans la pathogénie de l'Emphysème pulmonaire.

L'irritation des pneumogastriques et du bulbe paraît avoir un effet analogue à celui de la section des nerfs vagues. Brown-Séquard a remarqué que lorsqu'on galvanise le pneumogastrique immédiatement après la mort, surtout au voisinage du bulbe, on produit toujours un Emphysème plus ou moins étendu. Si c'est le bulbe même que l'on excite soit par la galvanisation, soit d'une autre façon, on obtient le même résultat. On a, en effet, observé, à la suite d'hémorragies bulbaires ou protubérantielles un peu étendues, un certain degré d'Emphysème (Serres). Laborde a signalé également l'Emphysème, aussi bien chez l'homme que chez les animaux, à la suite de la décapitation, et il le rattache, dans ce cas, à l'irritation traumatique du bulbe.

Au point de vue expérimental, il est donc indéniable que l'Emphysème peut dépendre d'une action nerveuse. Dans quelle mesure ces faits peuvent-ils être rapprochés de ce que le médecin observe en clinique? On doit songer tout d'abord à cet Emphysème qui accompagne d'autres troubles dans la sphère du pneumogastrique. C'est, en effet, dans la névrose asthmatique que l'Emphysème d'origine nerveuse paraît surtout exister. D'après G. Sée, l'Emphysème aigu, ou du moins la dilatation alvéolaire transitoire qui accompagne l'attaque d'asthme, est analogue à l'Emphysème paralytique qui succède à la section du nerf vague. Cette dilatation aiguë serait due à la fatigue, à la parésie du pneumogastrique surexcité pendant l'accès. Huchard attribue également à l'épuisement parétique des extrémités de ce nerf l'Emphysème aigu qu'il aurait constaté dans plusieurs cas d'angine de poitrine. Enfin, sans qu'il soit possible de préciser davantage, il est difficile d'expliquer autrement que par une action nerveuse ces Emphysèmes apparus après une vive émotion morale dont parlent Laënnec et Andral, à moins qu'il ne s'agisse, comme paraît le supposer Louis, d'une simple coïncidence.

Est-il possible de déduire des notions pathogéniques que nous venons d'exposer le mécanisme de l'Emphysème?

Tout d'abord il faut placer à part l'Emphysème congénital, constitutionnel, dont l'existence paraît indiscutable, mais sur la nature intime duquel nous sommes loin d'être fixés.

Quant aux Emphysèmes acquis, il serait illusoire de chercher dans une théorie particulière la solution du problème. Il est probable que ce mécanisme est complexe, et de plus il n'est certainement pas le même dans tous les cas.

L'action des causes mécaniques est indéniable, mais peuvent-elles, à elles seules, produire la lésion? Certains auteurs le croient et considèrent que l'action mécanique intense et répétée peut déterminer la diminution et la perte de l'élasticité pulmonaire. Dans ce cas, les fibres élastiques surdistendues se comporteraient, suivant la comparaison classique, comme un tube de caoutchouc qui trop longtemps ou trop fortement étiré ne revient plus sur lui-même et perd pour toujours son degré d'élasticité primitive. Pour les uns c'est l'expiration, pour les autres l'inspiration qui joue, en pareil cas, le principal rôle. Ces derniers rattachent en particulier l'Emphysème à la névrose asthmatique, qui, sous ses formes typiques ou larvées, devrait être le plus souvent mise en cause. La perte de l'élasticité pulmonaire qui résulte de cette surdistension mécanique serait la lésion primitive et entraînerait à sa suite l'altération des autres éléments constitutifs du parenchyme.

Par contre, beaucoup d'auteurs croient que les causes mécaniques ne peuvent agir comme facteurs déterminants de la lésion que sur un poumon moins résistant qu'à l'état normal par le fait, soit d'une maladie antérieure, soit d'une disposition spéciale de l'économie ; les uns rattachant ce défaut de résistance primitif à la diathèse arthritique, d'autres à l'artério-sclérose, d'autres enfin à une cause encore inconnue. On a admis encore qu'il pouvait exister une dystrophie primitive du poumon, amenant spontanément l'atrophie des cloisons alvéolaires.

Il est difficile de se prononcer entre ces différentes opinions, mais il semble probable qu'il n'y a pas, dans tous les cas, identité causale, et que l'Emphysème peut apparaître dans des conditions bien différentes, sans qu'il soit possible d'attribuer à une cause spéciale et unique son apparition et son extension consécutive.

ÉTIOLOGIE

L'étude pathogénique de l'Emphysème nous a montré quels sont les facteurs essentiels et immédiats de la dilatation alvéolaire. Nous examinerons, au point de vue étiologique, dans quelle mesure certaines conditions diverses, professions, maladies des poumons, etc., peuvent être incriminées soit comme causes prédisposantes, soit comme causes déterminantes de la lésion.

Fréquence. — L'Emphysème paraît devoir être rangé parmi les affections les plus fréquentes du poumon. Sur 1396 cas de maladies pulmonaires observées pendant quatre ans à Amsterdam, Hertz l'a rencontré 184 fois, c'est-à-dire 1 fois sur 7. D'après Virchow, pourtant, on aurait beaucoup exagéré cette fréquence[1]. Les statistiques sont d'ailleurs très variables, suivant les hôpitaux qui ont fourni des chiffres. Peut-être les climats hu-

1. Voir Société de médecine berlinoise. Séances des 14 et 21 décembre 1887.

mides et pluvieux favorisent-ils le développement de l'affection, en agissant au même titre que l'air humide et chaud (Kuborn).

Sexe. — L'Emphysème est beaucoup plus fréquemment observé chez l'homme que chez la femme. Tous les auteurs sont d'accord sur ce point, et presque tous rapportent la prédominance de l'affection, chez l'homme, aux conditions de vie qui exposent davantage celui-ci à de violents efforts, et à certaines affections pulmonaires telles que la bronchite. L'*alcoolisme* (Magnus Huss) et le *tabagisme* (Bonnemaison) qui ont été incriminés, ont peut-être une certaine influence dans la production de l'Emphysème chez les ouvriers des grandes villes. Quoi qu'il en soit, l'inégalité du nombre des cas observés suivant le sexe varie de 3, 4, à 1 (Hertz), de 3 à 2, ou de 2 à 1 (Lebert).

Age. — Il faut nettement séparer, au point de vue de l'influence de l'âge, l'Emphysème chronique généralisé de l'Emphysème aigu. Ce dernier est assez fréquemment observé chez l'enfant, tandis que le Grand Emphysème, bien qu'on l'observe dans l'enfance, se rencontre surtout chez l'adulte et le vieillard où d'ailleurs normalement le diamètre des alvéoles est trois fois plus grand que chez l'enfant. Mais il faut remarquer que bien souvent l'Emphysème observé chez l'adulte se rattache à une des maladies de l'enfance et n'est, en réalité, qu'un Emphysème de date ancienne resté latent et peu développé pendant de longues années (Golesceanu)[1]. Virchow même va plus loin dans cet ordre d'idées, et sans nier l'influence de la pression aérienne dans les phases ultérieures de l'affection, il admet une lésion pulmonaire débutant dans la première enfance et n'acquérant de l'importance qu'à une époque assez tardive. Il s'appuie sur ce fait que, parfois, les parties emphysémateuses du poumon sont absolument incolores et que l'on ne constate pas, à leur niveau, les particules de charbon que l'on rencontre habituellement à la surface pulmonaire. Comme il lui paraît difficile d'admettre que ces particules de charbon aient disparu, il suppose que jamais elles n'ont existé dans ces parties incolores. D'autre part, comme on sait que ces poussières charbonneuses ne se fixent guère dans le poumon avant la cinquième année, il en conclut que la dilatation vésiculaire a été produite avant cet âge, et que, dans les cas analogues, l'Emphysème débute dans

1. Golesceanu. Essai sur l'Emphysème pulmonaire des adolescents. Thèse, Paris, 1894.

la première jeunesse, tout en ne se développant qu'à une période plus avancée de la vie des malades[1].

L'Emphysème aigu est très fréquent dans l'enfance (broncho-pneumonie, coqueluche) mais en général il est peu développé. Parfois il se complique d'Emphysème médiastin ou sous-cutané.

Quant aux cas d'Emphysème signalés chez les nouveau-nés, ils sont exceptionnels et le plus souvent ils se rattachent aux tentatives de respiration artificielle et d'insufflation (Leroy d'Étioles, Gerhardt). On a nié longtemps la possibilité de ces derniers faits (Depaul), mais ils paraissent aujourd'hui indiscutables (Pinard), bien qu'extrêmement rares dans la pratique. Louis avait déjà cité des cas d'Emphysème chez les nouveau-nés, observés par Lediberder.

Lorsque l'Emphysème vrai apparaît chez un enfant et qu'on n'a pas affaire à l'Emphysème constitutionnel, il faut, en général, le rattacher à l'asthme, beaucoup plus fréquent chez les enfants qu'on ne le croyait autrefois.

Hérédité. — L'influence de l'hérédité a été maintes fois signalée (Louis, Waters, Piorry) et tous les auteurs classiques ont reproduit la sta-

1. Société de médecine berlinoise, 14 décembre 1887.

tistique de Jackson qui, sur 50 sujets emphysémateux, a relevé 28 fois l'influence héréditaire, et celle de Lebert qui note cette influence dans 108 cas sur 314. On a vu souvent aussi plusieurs membres d'une même famille atteints d'Emphysème, exclusion faite de toute maladie bronchopulmonaire antérieure (Hertz, Schnitzler). L'hérédité peut se manifester soit directement, c'est-à-dire que des parents emphysémateux donneront naissance à des enfants qui plus tard présenteront les symptômes de la même maladie, soit indirectement, les parents des emphysémateux étant sujets tout particulièrement aux bronchites, à l'asthme, à la goutte. Les relations d'un certain nombre de maladies, classées dans le terme générique de maladies par ralentissement de la nutrition, peut expliquer, dans une certaine mesure, comment un sujet goutteux donne naissance à un enfant qui deviendra emphysémateux ou asthmatique. L'influence de ce que l'on a appelé la diathèse goutteuse (Greenhow), ou de l'arthritisme, paraît être indiscutable, et, dans ces cas où l'hérédité est en jeu, l'apparition de l'Emphysème se produit, en général, à un âge où l'on n'a pas l'habitude de le rencontrer chez les malades : la plupart du temps il se manifesterait avant l'âge de vingt-deux ans (Jackson).

C'est souvent dès l'enfance qu'on peut observer, en dehors de l'Emphysème consécutif à l'asthme ou à des affections aiguës pulmonaires, un Emphysème qui paraît relever plus directement de l'influence héréditaire et qui a été décrit sous le nom d'*Emphysème constitutionnel*. Cette variété présente quelques caractères anatomiques particuliers que nous avons décrits. Son caractère clinique c'est d'être primitif, les bronchites n'apparaissant que comme complication, au lieu de le précéder (Louis).

Professions. — On doit noter tout d'abord l'existence de la dilatation alvéolaire à titre de lésion secondaire, dans les affections pulmonaires décrites sous le nom de pneumokonioses et qui sont liées à l'exercice de diverses professions. Mais même en dehors de ces cas, l'exercice de différents métiers paraît avoir une certaine relation avec l'Emphysème vrai, soit parce qu'ils nécessitent des efforts violents et répétés, soit parce qu'ils exposent les ouvriers à diverses maladies des voies respiratoires. C'est à ce titre que l'inspiration de poussières irritantes provoque l'apparition d'une bronchite chronique, suivie plus tard d'Emphysème, et sur dix ouvriers travaillant ordinairement dans un espace saturé de poussières diverses, un au moins deviendrait emphysémateux dans la seconde moitié de sa vie (Proust).

Dans les cas de pneumokoniose d'ailleurs, l'Emphysème prend assez rarement un degré considérable de développement (Balzer). A des degrés divers, on a observé la lésion chez les mineurs (Stratton, Kuborn, Beaugrand), les charbonniers (Vernois, Hirt), les tailleurs de pierre, les piqueurs de meules (Kirchland), les aiguiseurs (Knight, Desayvre), les potiers (Greenhow), les miroitiers, les batteurs d'or (Zenker, Merkel), etc. L'action des poussières irritantes est moins nette chez les menuisiers, charpentiers, les batteurs en grange, où les efforts répétés peuvent être mis en cause. Pourtant, en particulier chez les scieurs de long, l'ouvrier en contre-bas est le plus exposé, Les meuniers et les boulangers, et chez ces derniers surtout l'ouvrier qui pétrit et dont le travail est très dur, figurent à un rang assez élevé dans les statistiques. Citons encore les ouvriers en nacre de perle (Chevallier), les brossiers, pelletiers et chapeliers (Hirt). Dans un grand nombre de ces professions, il faut tenir compte non seulement de l'aspiration des poussières et des efforts violents, mais aussi des conditions de vie et de travail qui favorisent au plus haut point l'apparition de bronchites répétées, dégénérant, le plus souvent, en bronchites chroniques, qui se rattachent de si près à l'Emphysème.

Les vapeurs ou les gaz irritants, indépendamment des accidents brusques qu'ils peuvent provoquer, déterminent aussi le catarrhe pulmonaire aigu ou chronique, auquel l'Emphysème succède fréquemment (Proust, Hirt).

Les professions dans lesquelles l'effort musculaire peut être mis directement en cause sont nombreuses. On observe particulièrement l'Emphysème chez les portefaix, les forts de la halle, les commissionnaires. Il en est de même chez les chanteurs, les joueurs d'instruments à vent, les ouvriers verriers qui soufflent le verre. L'âge et la prédisposition individuelle paraissent avoir une influence marquée, ainsi qu'il résulte des observations prises chez les clairons des troupes alpines (Forlanini). Chez les mineurs, l'effort nécessité autrefois pour sortir de la mine au moyen des échelles, provoquait fréquemment l'Emphysème (G. Sée). Il est vrai que, même sans invoquer cette cause aujourd'hui disparue, l'action des poussières charbonneuses, jointe, a-t-on dit, à l'action de l'air chaud, humide et rare, suffirait à provoquer la lésion emphysémateuse (Kuborn).

A côté de ces causes professionnelles, peut-être est-il possible de ranger une cause encore mal définie et jusqu'à un certain point hypothétique. Les attitudes vicieuses du corps longtemps prolongées, et en particulier l'habitude de rester assis avec le corps incliné en avant (Rokitansky), agiraient en déterminant une dilatation anormale des parties supérieures du poumon et du thorax, consécutive à la gène qu'éprouve la dilatation normale de la base de la poitrine. Il est probable si cela est exact, que les prédispositions individuelles doivent être incriminées. Il en est de même dans les faits où l'habitude de monter chaque jour un grand nombre d'étages a précédé de peu l'apparition de la maladie (Waldenburg). L'étiologie d'un grand nombre de cas reste, malgré tout, entourée d'obscurité.

Maladies des voies respiratoires et autres causes pathologiques. — Les maladies des voies respiratoires jouent un rôle important au point de vue étiologique. Les unes agissent plus spécialement en rendant l'inspiration ou l'expiration difficile; d'autres en provoquant de violents accès de toux; d'autres enfin exercent directement leur action sur le poumon, en diminuant la résistance normale du parenchyme pulmonaire et en favorisant la dégénérescence ou la raréfaction des divers éléments qui en constituent la trame. Mais, quel que soit leur mode d'action, il est constant que beaucoup des affections des voies respiratoires prédisposent à l'Emphysème ou même le déterminent. « Toutes les maladies, dit Jenner, où se rencontrent une toux violente, une diminution de volume partielle ou générale du poumon, ou un obstacle à l'expiration, s'accompagnent de distension exagérée des vésicules aériennes. Toutes les maladies ou altérations de nutrition qui modifient l'élasticité du poumon rendent permanente la lésion qui, autrement, n'eût été qu'une distension passagère ».

Suivant le point de vue auquel se sont placés les auteurs, on a pu classer ces différentes affections parmi les causes prédisposantes ou déterminantes de l'Emphysème inspiratoire ou expiratoire, mais le mode d'action de chacune d'elles est souvent complexe. Il nous paraît donc préférable d'examiner tour à tour en quelques lignes les principales de ces maladies, en signalant, chemin faisant, les diverses particularités que présente la dilatation vésiculaire qui les accompagne ou leur succède. La plupart du temps, il s'agit d'Emphysème aigu souvent transitoire, mais qui peut être le début d'un Emphysème chronique;

d'autres fois, le Grand Emphysème paraît être directement en relations étroites avec certaines affections pathologiques à marche lente, la première variété se rattachant en général aux affections évoluant rapidement.

I. — Affections aiguës. — On constate assez réquemment l'Emphysème lorsque des individus soumis à une cause d'*asphyxie rapide* ont fait des efforts violents d'inspiration, et cela quel que soit le mode d'asphyxie contre lequel ils ont lutté (asphyxie par le charbon ou le gaz des fosses d'aisances, submersion, etc.). Chez les noyés, le poumon prend un aspect particulier que Brouardel et Vibert ont proposé de désigner sous le nom d'*Emphysème aqueux*. Les individus qui ont succombé à la submersion présentent souvent, le long des bords inférieurs du poumon, des traînées peu considérables d'Emphysème qui n'ont jamais l'étendue de celles qu'on trouve dans les autres modes d'asphyxie violente (G. Bergeron et Montano). On a également constaté l'Emphysème dans certaines asphyxies rapides d'un ordre tout différent, telles que l'asphyxie cholérique (Magendie, Traube et Fraentzel) et celle qui se produit dans l'embolie pulmonaire.

Inspiration de vapeurs irritantes. — Nous avons déjà signalé des faits de cette nature, en étudiant les causes professionnelles. Ces vapeurs agissent soit en provoquant de violents accès de toux, soit en déterminant des bronchites qui, si l'action de ces vapeurs se prolonge longtemps, sont suivies, à échéance plus ou moins longue, d'Emphysème chronique (Proust).

Corps étrangers du larynx, de la trachée et des bronches. — Lorsqu'un corps étranger pénètre dans les voies aériennes il se produit, en général, un accès de toux convulsive d'une extrême violence. Si le corps étranger n'est pas presque immédiatement extrait ou rejeté, les accès de toux répétés, avec menace de suffocation, peuvent déterminer un Emphysème aigu. Dans un fait cité par Steffen, les signes d'un Emphysème aigu très étendu disparurent après l'expulsion d'un haricot qui avait pénétré dans les voies aériennes.

Croup. — Parmi les complications pulmonaires du croup, l'Emphysème est une des plus fréquentes. Rilliet et Barthez l'ont rencontré dans la plupart des autopsies. Il est vrai que, cliniquement, son importance est médiocre, en présence de la gravité de la diphtérie laryngée. De plus on le reconnaît assez rarement. Nous ne parlons pas, bien entendu, de l'Emphysème sous-cutané consécutif à la trachéotomie, ni de l'Emphysème interlobulaire s'étendant au tissu cellulaire du médiastin, à la suite d'accès de suffocation très violents (Rilliet et Barthez, H. Roger). L'Emphysème vésiculaire est d'ailleurs infiniment plus fréquent que les précédents. Il occupe, en général, le tiers supérieur des deux poumons et leur bord antérieur, et serait dû aux violents efforts d'inspiration (Bretonneau, Trousseau). A l'autopsie, la lésion passerait souvent inaperçue, si l'on se contente d'un examen superficiel (Peter).

Coqueluche. — Dans cette maladie, où la toux prend un caractère de violence particulier, on peut s'attendre à priori à rencontrer l'Emphysème. C'est en effet ce qui se présente très fréquemment, et, à l'autopsie, on trouve presque constamment cette lésion à un degré plus ou moins étendu (Roger). Rilliet et Barthez, s'appuyant sur une théorie pathogénique particulière, déclarent que l'Emphysème est une complication exceptionnelle de la coqueluche. Selon ces auteurs, le mécanisme des quintes de toux agit en sens inverse des causes qui peuvent produire l'Emphysème. La série d'expirations successives viderait le poumon d'air, et, pendant l'inspiration longue et sifflante qui leur succède, la constriction du larynx, de la trachée et des bronches, ne permettrait pas à l'air de dépasser les principales ramifications bronchiques. Ils ajoutent même : « La coqueluche non seulement ne produit pas l'Emphysème, mais elle tend à diminuer l'intensité de cette lésion, dans les maladies qui la produisent fréquemment ». Trousseau s'est élevé contre cette manière de voir, et à côté des faits où, chez l'enfant, l'Emphysème vésiculaire aigu rétrocède plus tard sans laisser de traces, il signale aussi l'Emphysème interlobulaire qui, s'il s'étend au médiastin, donne lieu à une oppression extraordinaire dans l'intervalle des quintes.

Ajoutons que la plupart du temps les signes de l'Emphysème aigu disparaissent rapidement avec les symptômes de la coqueluche, bien que certains auteurs rattachent à une coqueluche de l'enfance l'Emphysème chronique, constaté à une époque plus tardive. Au contraire, lorsque la coqueluche frappe des individus âgés, elle déterminerait une lésion irrémédiable et un Emphysème persistant jusqu'à la fin de la vie (Trousseau).

Broncho-pneumonie. Bronchite capillaire. —

C'est à ces affections que s'applique surtout la théorie de Gairdner sur la dilatation vésiculaire liée à l'atélectasie des lobules voisins. Dans la grande majorité des cas. l'Emphysème de la broncho-pneumonie est un Emphysème supplémentaire plus fréquent encore, plus étendu et plus disséminé que l'atélectasie (Mosny). Après la guérison, le poumon reprend, en général, assez rapidement son volume normal, mais la lésion peut persister à l'état indélébile.

Tuberculose aiguë. — Tous les degrés et toutes les variétés d'Emphysème aigu s'observent dans la tuberculose miliaire : il peut être vésiculaire, interlobulaire ou sous-pleural. Chez les enfants, la phtisie aiguë peut se compliquer d'Emphysème sous-cutané (Ménière, Blache), mais cette complication est rare chez l'adulte (A. Ollivier). Dans la forme suffocante de la granulie, décrite par Graves sous le nom d'asphyxie tuberculeuse aiguë, l'Emphysème est parfois extrêmement développé.

Pneumonie lobaire. — La pneumonie lobaire se complique assez rarement d'Emphysème, et d'après Gairdner, il serait exceptionnel de voir la dilatation alvéolaire apparaître dans les parties non infiltrées du poumon. Il est vrai que l'Emphysème peut se manifester quelque temps après la guérison d'une pneumonie plaçant le poumon dans des conditions de moindre résistance aux efforts d'expiration (Hertz).

Pleurésie aiguë. — D'après Biermer, après la résorption de l'épanchement, on observerait assez souvent l'Emphysème au voisinage des parties atélectasiées. Un peu plus tard, les adhérences pleurales gênant les mouvements du poumon, l'Emphysème peut se produire par un mécanisme que nous avons déjà étudié.

Œdème pulmonaire. — La question de l'œdème pulmonaire et, par suite, celle de ses rapports avec l'Emphysème n'est pas absolument élucidée. On constate souvent l'*Emphysème aigu* dans cet accident rapidement mortel qui a été désigné sous le nom d'*œdème aigu du poumon*. L'atrophie rapide des cloisons au niveau des parties œdématiées expliquerait peut-être l'Emphysème coexistant avec l'œdème lié à la congestion passive. Grawitz a attribué le terme d'*Emphysème hydropique* à une lésion observée par lui dans certaines expériences.

Quelques auteurs ont dénommé *Emphysème agonique* une dilatation vésiculaire aiguë se produisant dans les derniers jours ou les dernières heures de la vie, et concomitante à la congestion hypostatique du poumon pendant la période ultime de l'existence. Biermer a décrit aussi, sous le nom de paralysie pulmonaire, une dilatation vésiculaire aiguë qu'il attribue à l'insuffisance des expirations, lorsqu'il existe de l'hypostase à la fin d'un grand nombre de maladies (fièvre typhoïde, choléra).

II. — Affections chroniques. — Parmi les affections chroniques qui se rattachent à l'Emphysème nous signalerons : l'asthme, la bronchite chronique, les rétrécissements des fosses nasales, etc.

Asthme. — L'asthme doit être rangé au premier rang des maladies, à la suite desquelles apparaît l'Emphysème. Bien plus, la dilatation alvéolaire accompagne l'accès d'asthme et fait, en quelque sorte, partie intégrante de la triade symptomatique (G. Sée). Il y a donc lieu de distinguer l'Emphysème aigu d'abord transitoire, qui existe pendant l'accès, de l'Emphysème chronique, qui s'établit à demeure à la suite de ces crises, ou même consécutivement à l'évolution des formes larvées de la névrose et en particulier à la suite de la *bronchite asthmatique*.

On a voulu ne pas considérer comme un véritable Emphysème la dilatation alvéolaire aiguë de l'accès, et l'on a dit qu'il s'agissait de simple distension aiguë du poumon. C'est là une question de terminologie, car même ceux qui parlent de distension simple du poumon admettent qu'à la longue elle peut se transformer en Emphysème vrai.

A la suite d'accès répétés, l'élasticité du parenchyme diminue, et au simple trouble fonctionnel transitoire succède insensiblement une lésion organique indélébile. Le malade est dès lors à la fois asthmatique et emphysémateux, et les deux maladies peuvent s'enchaîner de la manière la plus fâcheuse. Mais bien souvent l'asthme paraît se transformer, perdre son caractère primordial et même disparaître. « L'asthme est comme la migraine, disait Lasègue, une névrose qui vieillit et qui en vieillissant perd la netteté de ses caractères originels. » Dès lors on n'a plus affaire qu'à un malade dyspnéïque présentant tous les signes de l'Emphysème, et atteint de plus d'un catarrhe bronchique permanent. Mais en réalité cet Emphysème est d'origine asthmatique, comme il l'est, d'ailleurs, dans beaucoup d'autres circonstances, même lorsqu'on l'a vu apparaître de bonne heure. On sait, en effet, aujourd'hui que l'asthme infantile est beaucoup plus fréquent qu'on ne le croyait autrefois, et qu'il revêt souvent des formes atténuées, larvées, en particulier certaines formes de bronchite (Trousseau, Politzer, L. Guinon).

Il est difficile de dire dans quelle proportion l'Emphysème doit être rapporté à l'asthme. D'après G. Sée, presque tous les Emphysèmes généralisés doivent être rattachés à la névrose. Pour Marfan, les 2/5 au moins des cas en relèvent. Quoi qu'il en soit, on doit toujours la rechercher lorsqu'en l'absence d'une étiologie bien nette on se trouve en présence d'un Emphysème lobulaire chronique étendu.

L'Emphysème aigu transitoire qui accompagne l'accès paraît devoir être rattaché à la fatigue, à la paralysie du nerf vague surexcité pendant la crise (G. Sée). L'Emphysème permanent tient à la surdistension répétée des fibres élastiques qui, peu à peu, trop et trop souvent distendues perdent leur élasticité et finissent par se rompre. La charpente du parenchyme, n'étant plus soutenue, subit facilement alors les effets des forces respiratoires qui déterminent la dilatation des alvéoles, et consécutivement l'atrophie et la perforation de leurs parois.

Bronchite chronique. — La bronchite est fréquemment associée à l'Emphysème, et cette association constitue un type clinique bien souvent observé dans les hôpitaux. Mais la bronchite précède la plupart du temps l'apparition de l'Emphysème, et Laënnec avait déjà autrefois signalé cette succession puisqu'il faisait du catarrhe sec la cause déterminante de la dilatation vésiculaire. Aujourd'hui on sait qu'il n'en est pas toujours ainsi, mais pourtant il est indéniable que la bronchite, et en particulier la bronchite chronique, a une certaine influence sur la production de l'ectasie alvéolaire.

Sans parler de la bronchite asthmatique qui relève de la névrose, certaines inflammations des bronches ont un retentissement particulier sur le poumon, au point de vue qui nous occupe. La *bronchite chronique des vieillards*, et celle qui frappe les enfants lymphatiques, épuisés ou rachitiques, produisent souvent l'Emphysème dans un parenchyme moins résistant qu'à l'état normal. La *bronchite des bossus* est également presque toujours unie à l'Emphysème.

L'intégrité du parenchyme pulmonaire joue un grand rôle, au point de vue des conséquences de la bronchite. Et si beaucoup de bronchitiques ne deviennent pas emphysémateux, il en est d'autres qui le deviennent, au contraire, très rapidement. C'est que la bronchite chronique, même si elle est idiopathique, s'observe surtout, Laënnec l'avait déjà signalé, chez les individus qu'on appelle aujourd'hui des héréditaires neuro-arthritiques. Graves, Bazin, Pidoux, en des termes différents, ont également fait ressortir cette prédisposition des goutteux, des asthmatiques et des herpétiques à contracter des bronchites. Or nous savons que ces mêmes sujets sont particulièrement prédisposés à l'Emphysème, et dès lors on conçoit avec quelle facilité retentiront, sur un poumon dont la résistance est amoindrie, les efforts de toux et la dyspnée qu'entraîne l'évolution d'une bronchite chronique.

Certaines bronchites d'origine cardiaque, et en particulier cette forme spéciale décrite sous le nom de *bronchite à répétition de la myocardite scléreuse* (Huchard), se compliquent souvent et rapidement d'Emphysème. C'est aussi un des caractères des bronchites d'origine aortique, alors que la bronchite mitrale est plus rarement ou surtout plus tardivement suivie de dilatation alvéolaire.

A une période un peu avancée, l'Emphysème, à son tour, paraît avoir une certaine influence sur la lésion bronchique, peut-être par la répercussion qu'exerce sur le système veineux des bronches, le rétrécissement du champ vasculaire du poumon.

On sait qu'en effet, une partie des veines bronchiques se jette dans les veines pulmonaires (veines broncho-pulmonaires); il peut en résulter une stase relative favorable à la permanence ou à l'apparition de lésions diverses au niveau de certaines régions des conduits aériens. D'ailleurs, comme nous l'avons déjà signalé, à une époque un peu avancée, l'association des deux affections est la règle, et si la bronchite peut ne pas précéder l'Emphysème (Emphysème constitutionnel), presque toujours elle l'accompagne ou le suit.

Rétrécissements des voies respiratoires supérieures. — Le rétrécissement des voies respiratoires supérieures et en particulier l'obstruction des fosses nasales par une cause quelconque (polypes, exostoses, rhinite hypertrophique, déviations de la cloison), parait jouer un rôle important dans la pathogénie de l'Emphysème pulmonaire. Ces diverses causes ont été surtout étudiées avec soin depuis quelques années, bien que, il y a déjà longtemps, on ait constaté une déformation du thorax chez les individus qui depuis leur enfance respiraient de préférence par la bouche, à la suite d'un rétrécissement des fosses nasales. Or, si la respiration buccale peut, pendant le jour, suppléer la respiration nasale, pendant la nuit il n'en est pas de même, la langue formant une sorte de soupape gênant l'accès de l'air dans le larynx (Sandmann). Il en résulte une difficulté considérable de la respiration, provoquant des efforts inspiratoires énergiques.

Il faut signaler en particulier les végétations adénoïdes du pharynx comme une cause assez fréquente d'Emphysème. Presque tous les petits malades ont une respiration lente, humée, semblable à celle des véritables emphysémateux. Leur poitrine est globuleuse, la sonorité à la percussion exagérée. Si l'ablation des végétations adénoïdes est faite de bonne heure tous les troubles peuvent disparaître ; ils deviennent, au contraire, définitifs si l'on attend que l'ossification vienne fixer pour toujours la forme défectueuse de la poitrine[1].

Ce rôle du rétrécissement des voies respiratoires supérieures n'est pas accepté par tous les auteurs. Défendu vivement par Sandmann, il a été nié par Virchow, qui ne reconnait pas, dans ces conditions, un véritable Emphysème, mais seulement une simple ectasie alvéolaire qu'il ne veut pas confondre avec l'Emphysème vrai.

1. Lubet-Barbon. *Revue des maladies de l'enfance*, 1891, p. 499 et suivantes.

Compression et rétrécissements de la trachée et des bronches. — On constate souvent l'Emphysème à la suite de compression de la trachée ou des bronches par une tumeur du cou, du médiastin, un anévrisme, ou le rétrécissement de ces conduits par inflammation chronique de nature diverse. Il paraît bien se rattacher alors aux efforts d'inspiration. Dans certains cas d'adénopathie trachéo-bronchique, on a vu un Emphysème aigu plus ou moins généralisé suivre de très près l'apparition du tirage et du cornage.

Scléroses pulmonaires. — Dans toutes les scléroses pulmonaires, l'Emphysème existe à titre de lésion secondaire. Dans les pneumokonioses, il est pour ainsi dire constant. Il peut être très limité, comme dans les scléroses circonscrites, ou plus développé, ou disséminé, ou envahir les parties saines du poumon, en particulier surtout les régions sous-claviculaires.

Déformations du thorax. — *Rachitisme.* — Toutes les déformations pathologiques du thorax générales ou partielles prédisposent à l'Emphysème. Les déviations du rachis peuvent gêner considérablement les fonctions de la respiration (Sottas) et chez les gibbeux l'Emphysème est pour ainsi dire constant (Sottas, de Vésian[1]).

Dans le rachitisme, la poitrine, dite en carène, (*instar carinæ navis aut pectoris gallinæ*) entraîne sinon constamment, du moins habituellement, des troubles respiratoires et une dilatation vésiculaire plus ou moins prononcée.

Tuberculose chronique. — Les rapports de la tuberculose chronique et de l'Emphysème ont été l'objet de nombreux travaux[2]. La tuberculose chronique peut se compliquer d'Emphysème partiel ou, au contraire, apparaître chez les vrais emphysémateux. Nous avons déjà eu occasion de parler de ces rapports, aussi ne ferons-nous que les signaler ici.

L'Emphysème interlobulaire n'a pas une étiologie particulière. Il est provoqué par la rupture de vésicules emphysémateuses, sous l'influence d'ef-

1. De Vésian. Étude sur la pathologie des poumons et du cœur chez les bossus. Thèse, Paris 1884, p. 29.

Sottas. De l'influence des déviations vertébrales sur les fonctions de la respiration et de la circulation. Thèse, Paris 1865.

2. Voir Hirtz, *loc. cit.* Thèse Paris 1878, et Lestocquoy : Essai sur la phtisie pulmonaire chez les emphysémateux. Thèse, Paris 1885.

forts ou de quintes de toux, mais paraît pouvoir apparaître aussi à la suite de violents efforts inspiratoires, par exemple à la période asphyxique du choléra (Traube, Fraentzel). Les insufflations d'air dans les poumons peuvent également le déterminer (Leroy d'Étioles, Pinard).

Quant à l'Emphysème généralisé, ou à triple siège, ce n'est en réalité qu'une complication assez rare de l'Emphysème vésiculaire ou interlobulaire qui du tissu cellulaire s'étend au médiastin et gagne le tissu cellulaire sous-cutané. On l'observe surtout dans l'enfance et même la première enfance (Roger), mais on l'a rencontré aussi dans l'âge adulte. La coqueluche, la broncho-pneumonie paraissent être les maladies qui lui donnent le plus souvent naissance.

ÉVOLUTION — TERMINAISON

Au point de vue clinique, une seule variété d'Emphysème, l'Emphysème chronique lobulaire généralisé, se prête à une description d'ensemble. C'est là le véritable Emphysème, et c'est à cet

Emphysème chronique que s'appliquera la description qui va suivre.

D'une façon générale, bien que la marche de cette affection soit essentiellement continue et progressive, on peut considérer dans son évolution trois périodes, reliées par des transitions insensibles : la période de début, lente et insidieuse, la période d'état, qui peut persister pendant de longues années, enfin la période terminale, appelée aussi période cardiaque ou asystolique, et caractérisée par l'entrée en scène d'un nouveau facteur, l'insuffisance du muscle cardiaque.

Dans la grande majorité des cas, depuis longtemps, parfois même depuis sa jeunesse, l'emphysémateux a souffert de bronchites répétées, tenaces, qui n'ont guère troublé sa santé d'une façon grave, mais qui, par une fâcheuse tendance à s'éterniser ou à réapparaître sous l'influence du moindre refroidissement, ont attiré, à plusieurs reprises, l'attention du côté des organes respiratoires. D'autres fois, mais beaucoup plus rarement, les bronchites ne précèdent pas l'apparition de l'Emphysème, et l'ordre de succession est en quelque sorte interverti (Louis). C'est alors la gêne respiratoire qui inquiète le malade. Peu à peu, comme d'ailleurs à la suite des bronchites dont nous venons de parler, il s'est aperçu qu'il devenait court d'haleine, que le moindre effort un peu prolongé, l'ascension d'un escalier, un exercice violent, une marche un peu plus rapide que de coutume, déterminait l'apparition d'une dyspnée tout d'abord passagère. Souvent même cette dyspnée est peu marquée et transitoire, le malade n'y attache qu'une importance médiocre, et le médecin lui-même peut l'attribuer à une cause autre que la véritable. Dans d'autres cas, on est amené à songer à un début d'Emphysème par une affection qui en précède souvent l'apparition (broncho-pneumonie antérieure, attaques d'asthme, rétrécissement nasal), mais le plus souvent le diagnostic d'Emphysème ne se pose que lorsque l'ectasie alvéolaire s'est étendue et que plusieurs symptômes concomitants apparaissent.

Après un espace de temps très variable, soit progressivement, soit à la suite de l'évolution d'une affection pulmonaire aiguë, la dyspnée tend à devenir permanente. En même temps le thorax augmente de volume, la respiration devient de plus en plus difficile, la lésion pulmonaire progresse, la constitution générale semble se modifier. A des troubles passagers a succédé un état de malaise permanent, s'aggravant à des intervalles irréguliers; la santé toute relative de l'emphysémateux se trouve, en quelque sorte, en état d'équilibre instable; la lésion primitive, d'abord limitée et peu étendue, est devenue une véritable maladie.

Lorsque l'affection est arrivée à sa seconde période et à son complet développement, un symptôme domine tous les autres : c'est la dyspnée. La gêne respiratoire est permanente, des exacerbations violentes surviennent d'une façon intermittente et le cœur qui subit la répercussion des troubles respiratoires ne tarde pas à manifester sa faiblesse. De là l'aspect particulier du malade : le visage est coloré, surtout au niveau des pommettes où apparaissent de petites veinosités, les lèvres sont violacées, les yeux brillants. Si la dyspnée augmente, les ailes du nez battent; à chaque inspiration les scalènes se contractent et durcissent, contribuant ainsi à l'élargissement de la partie inférieure du cou. Les sterno-mastoïdiens peuvent aussi se dessiner, pendant l'inspiration, et former des cordons saillants. Le cou semble raccourci et augmenté de diamètre, des veines plus ou moins volumineuses le sillonnent. En même temps le dos s'est bombé, la poitrine s'est élargie. L'effacement des épaules contribue à donner de loin au malade l'apparence trompeuse d'une carrure athlétique, mais c'est un athlète poussif, incapable d'efforts soutenus, rapidement hors d'haleine, et chez lequel le besoin de respirer poussé à l'extrême l'emporte sur tous les autres.

Tout d'ailleurs, chez les emphysémateux, dénote la gêne respiratoire. Ils dilatent leur thorax par des moyens d'action variés, respirent profondément, évitent la moindre fatigue et ménagent leurs mouvements. Leur parole est brève, leurs phrases coupées d'inspirations profondes; ils parlent peu et de préférence répondent par monosyllabes. Tout travail leur est pénible, et la position assise est autant que possible recherchée par eux. L'apathie, la faiblesse musculaire, la lassitude se manifestent de bonne heure; plus tard on constatera de l'abattement et même de l'obnubilation cérébrale (de Niemeyer) qui serait due au défaut d'oxygénation du sang.

Des crises de dyspnée intense viennent, de temps en temps, aggraver la situation et placer le malade sous le coup d'une asphyxie menaçante, comme nous le verrons en étudiant plus particulièrement les symptômes. Ces paroxysmes apparaissent sous l'influence de causes multiples, et une simple bronchite peut alors prendre une gravité extrême. Or, ces poussées de bronchite sont très fréquentes, et même lorsqu'elles ne déterminent pas une aggravation immédiate dans l'état du malade, la toux et la dyspnée qui les accompagnent hâtent les progrès de la lésion. Bientôt d'ailleurs la bronchite finit par s'installer à demeure et l'on a affaire alors au type clinique si fréquemment observé.

A une période plus avancée, des troubles prononcés de la circulation viennent s'ajouter à ceux de la respiration. A des intervalles variables, à la suite d'une exacerbation du catarrhe pulmonaire, apparaissent de la cyanose et de l'œdème. Ces nouveaux phénomènes sont d'abord fugaces et disparaissent sous l'influence du repos. en même temps que se calme la poussée bronchitique. Puis les lésions du cœur droit se manifestent, les veines jugulaires présentent, à chaque systole ventriculaire, un mouvement d'ondulation et deviennent turgescentes. Peu à peu la cyanose augmente; les veinules variqueuses envahissent la face, des vertiges, des céphalalgies témoignent de la déplétion difficile des veines cérébrales. Des phénomènes de stase s'observent du côté de la veine porte et de la veine cave inférieure : le foie se congestionne, l'estomac et l'intestin sont le siège de catarrhe et de troubles divers, des hémorroïdes sont fréquemment observées. Du côté du rein se manifestent des signes de congestion, avec diminution de la sécrétion urinaire. L'urine devient rare, de couleur foncée, riche en urates.

Peu à peu la phase cardiaque a succédé à la phase pulmonaire. La dyspnée augmente considérablement, la cyanose fait des progrès, les joues, les oreilles, les lèvres du malade prennent une teinte bleu foncé. A la dilatation du cœur droit s'est jointe l'insuffisance de la valvule tricuspide, et l'emphysémateux n'est plus, en quelque sorte, qu'un cardiaque qui succombe plus ou moins vite aux progrès de l'asphyxie.

Tel est, tracé en quelques lignes, l'évolution ordinaire de l'Emphysème pulmonaire chronique généralisé. Mais en réalité tous ces symptômes n'apparaissent que graduellement, à la longue. Ils s'enchaînent d'une façon suivie, depuis le simple essouflement passager du début jusqu'à l'asystolie finale. Pendant de longues années, l'organisme peut supporter, sans en paraître trop affecté, les troubles respiratoires; beaucoup d'emphysémateux, en effet, meurent à un âge avancé, et l'on a vu des malades, atteints d'Emphysème depuis leur enfance, dépasser l'âge de 60 ans. Laennec avait déjà bien remarqué la longue durée de la maladie. « L'Emphysème du poumon à un médiocre degré, dit-il, n'est pas une maladie très grave. C'est, sans contredit, de tous les asthmes celui qui peut le plus permettre au malade l'espoir d'une longue vie. » Et, en effet, si des complications ne surviennent que tard ou sont tout à fait transitoires, on a plutôt affaire à une véritable infirmité qu'à une véritable maladie. Quelques malades, surtout s'ils prennent des précautions, supportent avec une remarquable tolérance leur affection, sans autre trouble apparent qu'une certaine brièveté d'haleine, et le nombre des emphysémateux latents, chez lesquels l'affection n'est découverte qu'à l'occasion d'une complication ou d'un accident, est peut-être plus grand qu'on ne le suppose d'habitude. D'autres malades sont moins heureux; ils voient apparaître, pendant l'hiver ou à la suite de changements de température, des bronchites parfois très tenaces. Chez d'autres enfin les accès de dyspnée se répètent à de courts intervalles, surtout pendant les saisons humides. On conçoit dès lors combien est variable la marche de l'Emphysème, d'autant plus qu'il se produit, dans certains cas, des périodes d'accalmie pendant lesquels les troubles respiratoires sont réduits au minimum; chez certains sujets même, on peut, pendant plusieurs années, observer à peine quelques légers changements (Andral). Mais, en général, la marche de l'affection est lentement progressive. Les complications pulmonaires ou cardiaques surviennent soit directement, soit à l'occasion de maladies intercurrentes, et le malade est enlevé parfois très rapidement, bien que la mort soit assez rarement observée pendant les accès ordinaires de suffocation observés dans le cours de l'affection.

La mort se rattache donc, soit au progrès de l'insuffisance cardiaque, soit à une complication proprement dite, et n'est pas attribuable exclusivement à l'Emphysème. « Je n'ai jamais vu, disait Laënnec, mourir personne de cette affection seule. » En général les emphysémateux meurent par le cœur, mais lorsque les malades succombent au progrès de l'asystolie, c'est ordinairement après un temps assez long. Dans quelques cas beaucoup plus rares, la mort est rapide. Lorsqu'à la suite d'un effort violent, de quintes de toux, une vésicule se rompt, il peut en résulter soit un pneumothorax, soit un Emphysème médiastinal ou même sous-cutané, et l'on a vu alors la mort survenir quelques heures après le début de l'accident (Ozanam, Roger). Parfois la survie varie de deux à cinq jours. Il est rare que l'Emphysème sous-cutané très étendu soit suivi de guérison, bien que Roger l'ait observé, mais il faut se rappeler que cette complication est exceptionnelle dans l'Emphysème chronique. D'autres fois le malade est emporté par un œdème aigu du poumon ou une hémorragie cérébrale (Eichorst).

Quant à la mort subite par Emphysème pulmonaire, elle n'est pas absolument démontrée, bien que, dans certains cas, à l'autopsie, on n'ait pas trouvé d'autre lésion (Piedagnel, Prus, Pillore, Piet). Le professeur Brouardel ne croit pas que l'Emphysème pulmonaire seul, en l'absence de toute autre lésion concomitante, puisse amener la mort subite[1]. Pour Huchard, les seuls emphysémateux exposés à cet accident sont des artérioscléreux.

SYMPTOMES

La description symptomatologique de l'Emphysème est complexe, car la lésion peut se dissimuler derrière un certain nombre d'affections qu'elle complique. Toutefois le Grand Emphysème possède une série de symptômes propres qui se trouvent, en général, réunis quand la maladie a pris un assez fort développement. A une certaine période même, l'aspect général de l'emphyséma-

1. P. Brouardel. La mort et la mort subite. Paris 1895, p. 185.

teux est assez caractéristique pour qu'on puisse en quelque sorte faire le diagnostic à distance. Nous ne reviendrons pas, à ce sujet, sur la description d'ensemble faite au chapitre précédent, et nous rappellerons seulement les caractères principaux, l'aspect particulier du visage, l'élargissement du cou, la voussure du dos, mais surtout les déformations du thorax qui doivent être décrites d'une façon complète, en examinant les divers renseignements fournis par l'inspection de la poitrine.

Inspection. — Sauf le cas où l'Emphysème s'est développé à une période avancée de la vie, alors que l'ossification des cartilages costaux rend difficile la distension de la poitrine, les modifications de forme de la cage thoracique sont pour ainsi dire constantes. Toutefois les déformations sont très variables; elles peuvent être régulières ou asymétriques, siéger d'un seul côté ou être bilatérales, intéresser toute l'étendue du thorax ou n'en occuper qu'une partie. La déformation totale ne se produit, en général, qu'à une époque très avancée de la maladie et a été constatée principalement chez les vieillards, bien que Louis ait pu l'observer une fois chez une femme de vingt-six ans. Les déformations partielles sont beaucoup plus communes et ont été bien étudiées en particulier par Woillez qui, reprenant les recherches de Louis et les complétant, a pu séparer trois types principaux qu'il décrit sous le nom de saillies sterno-mamelonnaire, cléïdo-mamelonnaire et sus-claviculaire.

Ces dilatations partielles du thorax, auxquelles Woillez a consacré plusieurs pages, dans ses « Recherches sur l'Inspection et la Mensuration de la poitrine » présentent des caractères particuliers qui ne permettent pas de les confondre avec ces déformations fréquentes du thorax que le même auteur a décrites sous le nom d'*hétéromorphies physiologiques*. A leur niveau, les espaces inter-costaux sont effacés ou moins prononcés que d'ordinaire, sauf chez les sujets qui ont un certain embonpoint. Cet effacement est dû au refoulement des muscles inter costaux par le poumon emphysémateux, et c'est justement au niveau des saillies qu'il est le plus facile, d'après Woillez, de constater, par la percussion, une augmentation de la sonorité pouvant aller jusqu'au tympanisme. Parfois il existe une dilatation générale d'un des côtés antérieurs du thorax, surtout à gauche, dilatation qui peut être très considérable, mais qui n'est évidemment pathologique que si l'on perçoit, à son niveau, des signes d'Emphysème plus prononcés que dans tout le reste de l'étendue antérieure de la poitrine. Les autres déformations partielles étudiées par Louis et Woillez sont d'ailleurs bien plus fréquemment observées que cette dilatation unilatérale.

La saillie *sterno-mamelonnaire* est beaucoup plus commune à gauche qu'à droite. Elle intéresse la partie antérieure des côtes et des cartilages costaux entre le mamelon et le sternum, et, en s'étendant à la région précordiale, elle rend l'impulsion du cœur difficilement perceptible, en même temps qu'elle en assourdit les battements. Cela tient à ce que le bord antérieur du poumon gauche dont la dilatation pathologique produit cette saillie précordiale, vient s'interposer entre le cœur et la paroi.

La saillie *cléïdo-mamelonnaire* ou *sous-claviculaire* a été, comme la précédente, signalée pour la première fois par Louis. A partir de la clavicule, au-dessous de laquelle elle siège, elle occupe toute la largeur de la région du même nom, en diminuant graduellement de haut en bas jusqu'au niveau du mamelon et en se perdant un peu avant d'arriver au niveau de celui ci. Woillez regarde cette dilatation partielle comme pathognomonique de l'Emphysème pulmonaire et attache à sa constatation une grande valeur diagnostique.

Tandis, en effet, que certaines dilatations partielles peuvent exister sur des sujets sains, la saillie cléïdo-mamelonnaire n'a pas d'analogue, selon lui, dans l'état physiologique. On ne peut pas la confondre avec la saillie anormale produite par le cartilage de l'une ou de l'autre des deuxièmes côtes, qui, lorsqu'elle existe, est aisée à reconnaître, moins étendue, mieux circonscrite, facile à déterminer par le palper.

La saillie *sus-claviculaire* ou *post-claviculaire*, comme l'appelait Louis, est surtout appréciable chez les sujets maigres et les vieillards. Elle est parfois unilatérale et, dans ce cas, la région présente un relief facile à apprécier, en la comparant au creux sus-claviculaire normal qui se trouve de l'autre côté. Elle est souvent double, et si elle coexiste, comme le cas est fréquent, avec la dilatation siégeant au dessous de la clavicule, elle efface presque complètement le relief de cet os. Cette saillie peut être peu prononcée et diminuer seulement la dépression normale de la région où elle siège, relativement au côté opposé, mais du moment où on l'a constatée, surtout si elle est bilatérale, le diagnostic d'Emphysème pulmonaire s'impose presque nécessairement (Louis).

Il n'est pas toujours facile de reconnaître, au début, quelques-unes de ces voussures partielles, lorsqu'elles sont peu prononcées. Il faut avoir soin de faire coucher le malade horizontalement et dans une position bien symétrique. En se plaçant au pied du lit et en regardant obliquement la surface du thorax, on parvient alors assez facilement à distinguer la déformation. On peut également, le malade étant assis, poser à plat une main en avant, l'autre en arrière de la poitrine successivement des deux côtés « en formant ainsi une sorte de compas d'épaisseur. Ce moyen, primitif en apparence, mais en réalité très sensible, permet de discerner de très faibles différences entre le diamètre antéro-postérieur des deux moitiés du thorax. » (Fernet et Straus).

Ces voussures partielles ont une grande importance. car elles sont beaucoup plus communes que la dilatation générale du thorax, surtout si l'on y joint une déformation plus rare, d'ailleurs. de la partie supérieure du dos. correspondant aux voussures partielles antérieures (Grisolle). La plus grande fréquence en avant des déformations serait due à ce que l'Emphysème siège de préférence sur le bord antérieur du poumon et que les vésicules y ont surtout leur maximum de dilatation (Grisolle). Quant à la prédominance de ces déformations du côté gauche. il est difficile de l'expliquer, et pourtant elle a été constatée par nombre d'auteurs. Jackson estime que le rapport est de 15 à 7, Louis a trouvé une moyenne de 8 cas de déformation à gauche pour 4 à droite, enfin Woillez croit que le rapport de 10 à 5 est le plus exact.

Beau ne reconnaît pas aux voussures partielles l'importance que leur attribue Woillez et, en particulier, il n'aurait jamais rencontré que chez des sujets sains la saillie cléïdo-mamelonnaire. Pour lui les voussures partielles dans l'Emphysème ne peuvent pas être distinguées des conformations vicieuses extrêmement fréquentes et qui siégeraient de préférence en avant, à la partie supérieure du thorax, surtout à gauche.

Chez les vieux emphysémateux, l'augmentation de tous les diamètres de la poitrine constitue une déformation particulière rappelant l'aspect du thorax normal, à la fin d'une inspiration profonde. Le sternum est projeté en avant, les côtes sont élevées et leur obliquité diminue, les espaces intercostaux paraissent élargis, la poitrine devient en quelque sorte cylindrique. Lorsque la courbure dorsale du rachis s'exagère en même temps, la poitrine en masse semble globuleuse (Laënnec); elle prend la forme d'un tonnelet. L'ampliation de la partie inférieure du thorax paraît souvent moins sensible, et le rétrécissement comparatif de cette région serait dû aux contractions violentes et habituelles des muscles expirateurs abdominaux qui attirent en bas les dernières côtes sur lesquelles ils s'insèrent.

Ce rétrécissement relatif inférieur est loin d'être constant, et, même dans les cas d'Emphysème étendu, il n'est pas rare de pouvoir constater, avec l'écartement des dernières côtes, le refoulement du diaphragme (W. Stokes). Dans ce cas, l'épigastre est bombé et résistant, le foie déborde les fausses-côtes et le cœur peut être considérablement abaissé. Dans ces conditions, la respiration paraît beaucoup plus gênée, et de plus, lorsque le diaphragme est ainsi déplacé, il n'y aurait pas nécessairement de voussure à la partie supérieure de la poitrine (Grisolle).

Il peut arriver que la déformation du thorax soit insensible ou nulle, aussi n'est-on pas autorisé a écarter *a priori* le diagnostic d'Emphysème, lorsqu'on se trouve en présence d'une poitrine non déformée. Il n'est pas rare de voir devenir emphysémateux des individus dont le thorax conserve la forme plate et allongée, connue sous le nom de thorax paralytique (de Niemeyer). Parfois c'est seulement aux dépens des parties non osseuses de celui-ci que l'ampliation des poumons s'exécute. Chez quelques malades, on peut voir, au niveau des creux sus-claviculaires, le poumon se dilater à chaque secousse de toux un peu violente. Eichorst cite un cas où cette saillie du sommet du poumon avait le volume du poing. Friedreich a vu, chez un emphysémateux, se produire, au niveau du cinquième espace inter costal, une véritable hernie du poumon du volume d'un œuf de poule. Ces ampliations rendent manifeste la perte de l'élasticité du parenchyme, qui normalement limite l'expansion pulmonaire dans les secousses de toux et les expirations exagérées.

Non seulement le thorax, mais le cou des malades semble également augmenter de volume. Il paraît à la fois plus gros et plus court, ce qui serait dû en partie à l'hypertrophie des muscles sterno-mastoïdiens et scalènes, dont les premiers font une forte saillie sous la peau de cette région. Il faut y joindre la dilatation du bulbe de la veine jugulaire qui s'observe quelquefois dans l'Emphysème à la fin de l'expiration, quand il existe des troubles circulatoires.

Mensuration du thorax. Cyrtométrie. — On pourrait songer à évaluer successivement, au moyen de la mensuration, la déformation de chacun des côtés de la poitrine. Mais ce procédé, recommandé par Woillez, est souvent bien incertain et des différences peu sensibles sont parfois mieux appréciées par la simple inspection. Il faut, en outre, lorsqu'on pratique la mensuration, se défier d'une source d'erreurs consistant en ces déformations normales du thorax que Woillez a appelées les *hétéromorphies physiologiques*. Il est rare, en effet, que les deux côtés de la poitrine soient absolument égaux. Chez les gauchers, il existe fréquemment une saillie antérieure qui rend le côté gauche plus étendu que le droit, alors que chez la plupart des individus le côté droit est plus étendu que le gauche de 1 à 3 centimètres. L'emploi du ruban métrique donne d'ailleurs des renseignements peu exacts chez les obèses et chez les femmes, la compression exercée sur les parties molles étant inégale malgré toute l'attention qu'on y mettra. Il est vrai qu'on peut avoir recours au cyrtomètre de Woillez ou à des instruments plus perfectionnés tels que le thoracomètre de Sibson, de Wintrich, le stéthomètre de Quain, etc., qui fournissent des résultats plus certains.

On peut dire cependant, malgré les diverses causes d'erreurs, que, d'une façon générale, chez les emphysémateux la circonférence sous-axillaire est augmentée, et qu'au niveau des mamelons la mensuration permet de constater une diminution de l'excursion thoracique. A l'état normal, la différence entre la circonférence de la poitrine à la fin d'une inspiration et d'une expiration forcées est de 7 centimètres; dans l'Emphysème elle tombe à 4 et même à 2 centimètres.

Percussion. — La percussion permet de reconnaître à la fois les modifications de la sonorité et l'augmentation de volume des poumons. On peut constater qu'en bas et en arrière ceux-ci descendent jusqu'au niveau des dernières côtes, et qu'en avant ils recouvrent plus ou moins le cœur dont ils rendent difficile la délimitation par la percussion. A la partie antérieure; en effet, ils s'abaissent jusqu'à la septième ou la huitième côte à droite, à gauche jusqu'à la cinquième ou la sixième. Ils peuvent descendre beaucoup plus bas, et le refoulement du diaphragme peut être tel dans les Emphysèmes très développés (W. Stokes), qu'on aurait même observé des cas où la sonorité et le bruit respiratoire étaient perçus en avant jusqu'à 6 centimètres au-dessous de l'appendice xyphoïde (Grisolle).

La diminution, ou même dans les cas d'Emphysème très étendu, la disparition de la matité précordiale, coïncidant avec l'existence de la sonorité pulmonaire en un point qui correspond normalement à la limite supérieure de la matité préhépatique, est un des bons signes de l'Emphysème. On constate de plus, en général, que pendant les inspirations et les expirations profondes les limites inférieures de la sonorité ne varient pas sensiblement.

Les modifications de la sonorité portent à la fois sur la sonorité normale et sur le changement de hauteur du son respiratoire, suivant qu'on percute le thorax pendant l'inspiration ou l'expiration.

Au lieu de rencontrer la résonance habituelle, on reconnaît que le son à la percussion est plus éclatant, exagéré en quelque sorte. « Toute la poitrine, dit Racle, résonne comme un tambour, soit à la percussion superficielle, soit à la percussion profonde. » D'après Skoda, lorsque les parois thoraciques sont fortement tendues, ce son peut au contraire paraître diminué, et l'élévation de la tonalité peut se rapprocher parfois de la matité. Dans d'autres cas on constate une modification particulière étudiée par Rosenbach et Biermer, et que ce dernier désigne sous le nom de « bruit de carton ». Il semble alors que l'on percute une boîte de carton vide, et c'est au niveau de la partie postéro-inférieure ou latéralement, plus rarement en avant, que ce bruit particulier peut être observé. D'autres auteurs ont signalé un bruit rappelant la percussion du bois (Delafield). ou un son éteint et voilé (Thompson). Il faut d'ailleurs, lorsqu'on recherche ces diverses modifications de la tonalité, tenir compte à la fois de l'épaisseur des parois thoraciques chez les individus fortement musclés ou adipeux, et des lésions diverses des poumons qui peuvent coexister avec l'Emphysème.

Lorsqu'on percute chez un sujet sain la poitrine remplie d'air, d'abord à la fin d'une inspiration profonde, puis à la fin de l'expiration, on constate une différence de hauteur du son respiratoire. Dans l'Emphysème, même léger, cette différence serait minime; dans l'Emphysème intense elle serait nulle (Da Costa et Friedreich). La perte de l'élasticité du parenchyme, le retrait incomplet de la cage thoracique qui permettent la stagnation de l'air dans les alvéoles distendus, suffisent à expliquer ce phénomène. L'expansion respiratoire est en effet très faible, et même à la fin de l'expiration le thorax paraît être en état d'inspiration permanente.

L'augmentation de l'élasticité sous le doigt au niveau des parties emphysémateuses est la règle (Homolle). La percussion permet également de reconnaître l'abaissement du foie, de l'estomac et de la rate refoulés en bas par le diaphragme dont la voussure est très diminuée. C'est également à la diminution de courbure de ce muscle et à l'augmentation de volume du bord inférieur du poumon, que serait due dans certains cas la diminution de la zone sonore connue sous le nom d'espace semi-lunaire de Traube, au niveau du cul-de-sac pleural pariéto-diaphragmatique (Eichorst).

En résumé, la percussion permet de constater outre les modifications de sonorité, l'augmentation anormale de la superficie thoracique au niveau de laquelle existe le « son pulmonal » (Piorry), ce qui constitue un des signes les plus constants et les plus caractéristiques de l'Emphysème pulmonaire.

Palpation. — Le retentissement de la voix est souvent diminué ce qui entraîne une diminution appréciable des vibrations thoraciques. Celles-ci peuvent, il est vrai, être seulement un peu atténuées ou même normales. Lorsqu'elles sont peu sensibles, et qu'on observe en même temps de la diminution du murmure vésiculaire et une tonalité élevée se rapprochant de la matité, on pourrait, au premier abord, songer à la présence d'un épanchement pleurétique. Les mains appliquées sur le thorax perçoivent aussi moins nettement qu'à l'état normal les secousses de toux. Ce signe existe également dans la pleurésie et pourrait dans certains cas contribuer à donner le change. On doit d'ailleurs se rappeler que les vibrations thoraciques se rattachant à la production de la voix et de la toux sont très variables, au point de vue de l'intensité, suivant les sujets, et que, chez les femmes, elles sont en général moins fortes que chez l'homme. C'est ce qui explique les variations notées dans un grand nombre d'observations d'Emphysème. Le plus ou moins de rigidité des parois de la poitrine, le degré variable d'altération du parenchyme pulmonaire, la tension de l'air contenu dans les alvéoles modifient considérablement le degré d'atténuation des vibrations thoraciques. Les renseignements fournis par la recherche de ces vibrations sont donc relativement de peu d'importance, et de plus il est bon de savoir que l'existence de vibrations normales ne doit pas suffire à faire exclure le diagnostic d'Emphysème.

Le palpation permet de reconnaître à une période avancée de la maladie, un soulèvement de l'épigastre se transmettant à la partie inférieure du sternum et aux cartilages costaux voisins; ce soulèvement est dû à l'hypertrophie du cœur droit et à l'abaissement du diaphragme.

Il faut noter encore un signe négatif, l'absence du choc de la pointe du cœur quand l'Emphysème est un peu développé. Cela tient à ce que le poumon placé entre le cœur et la paroi forme une sorte de coussin qui empêche également la transmission des bruits perçus d'habitude au niveau de la pointe. Nous verrons plus loin que dans l'Emphysème sénile au contraire où le poumon est rétracté, le choc cardiaque est senti directement et avec une certaine violence par la main appliquée sur le thorax.

Auscultation. — Au point de vue de l'auscultation on doit bien séparer les signes qui appartiennent en propre à l'Emphysème, des bruits anormaux qui se rattachent à la bronchite concomitante. A ne considérer que les premiers, on constate habituellement d'une façon générale l'affaiblissement du bruit respiratoire. Cette faiblesse du murmure vésiculaire qui contraste avec la grande sonorité reconnue à la percussion, paraît liée à la stagnation de l'air et à son renouvellement rare dans les alvéoles dilatés, situés surtout, on se le rappelle, près de la surface du poumon. Il en résulte une sorte de matelas gazeux périphérique, transmettant mal à l'oreille les bruits de déplissement des alvéoles sains qui occupent la profondeur de l'organe, de sorte que, par l'auscultation seule, il est impossible d'évaluer l'étendue de la lésion. La diminution d'intensité du murmure vésiculaire est parfois très marquée, elle peut aller jusqu'à la suppression presque complète. Des zones entières du poumon paraissent silencieuses ; en d'autres points, il existe des bruits stridents (de Niemeyer) ou une sorte de froissement parcheminé (Lebert). Mais les altérations du rythme respiratoire sont beaucoup plus importantes, et de plus elles peuvent apparaître à une période rapprochée du début.

Ces altérations de rythme sont facilement appréciées par l'oreille. On sait que normalement, au point de vue clinique, l'inspiration est lente, moelleuse, régulière, et l'expiration plus faible et passive en quelque sorte. De plus la durée de celle-ci paraît correspondre au tiers de la longueur du mouvement précédent. Dans l'Emphysème, au contraire, l'inspiration est difficile, brève et *humée*; l'expiration est ralentie, *prolongée* et rude. Elle devient plus longue que l'inspiration : le rythme normal est renversé. Si l'on compare chez l'emphysémateux, au point de vue de la durée, les deux mouvements respiratoires, on trouve que l'expiration est trois, quatre ou cinq fois plus longue que l'inspiration (Fournet). Cette lenteur est due à la perte de l'élasticité pulmonaire qui, chez l'individu sain, suffit à chasser l'air des alvéoles. Aussi c'est bien dans le second temps de la respiration que chez l'emphysémateux la gène est plus marquée et plus intense, malgré l'intervention des forces expiratrices accessoires.

On perçoit aussi au moyen de l'auscultation toute une série de bruits anormaux qui se rattachent pour la plupart à la bronchite chronique, compagne presque inséparable de l'Emphysème pulmonaire. L'œdème et la congestion fréquente de la base des poumons jouent également un grand rôle à une période avancée de l'affection, dans la production des râles fins ou des râles sous-crépitants, qu'on peut constater en arrière au niveau du lobe inférieur, tandis qu'en avant et en haut, existent seulement quelque râles sonores et une respiration sifflante. Les râles ronflants et sibilants, si communs qu'on n'ausculte, pour ainsi dire, pas un seul emphysémateux sans les rencontrer, s'observent aux deux temps de la respiration avec une intensité variable. Le râle sonore (qui dans les Emphysèmes très prononcés est en quelque sorte continu) peut disparaître par intervalles, pour reparaître dès que le refroidissement ou l'humidité de l'atmosphère détermine l'apparition d'une poussée bronchitique. « Rare en été, disent Barth et Roger, comparativement au nombre des emphysémateux, il est beaucoup plus commun en hiver et dans les temps humides, par suite de la fréquence extrême des bronchites; ce râle n'est donc pas la traduction de l'Emphysème seul et le catarrhe concomitant réclame la plus grande part dans la production de ce phénomène. » C'est à la même cause qu'on doit rapporter certains râles humides qui peuvent coexister avec le râle sonore. La pleurésie sèche qui se rencontre parfois, peut également contribuer à la production des bruits anormaux, reconnus à l'auscultation.

En dégageant ces différents facteurs, on voit que de tous les signes perçus en appliquant l'oreille sur la poitrine d'un emphysémateux, ce sont surtout les altérations du rythme respiratoire et la diminution du murmure vésiculaire contrastant avec l'augmentation de sonorité à la percussion, qui prennent une importance particulière au point de vue du diagnostic essentiel de l'Emphysème. Chez l'enfant, dans les cas d'Emphysème étendu, on observe les mêmes symptômes que chez l'adulte, mais la respiration prend un caractère particulier qui lui a fait donner le nom de *respiration ultra-puérile* (Rilliet et Barthez).

Troubles généraux de la respiration. — Nous avons décrit, en étudiant la physiologie pathologique de l'Emphysème, les principales modifications de la respiration. On a vu que, chez l'emphysémateux, la capacité vitale est très diminuée et que le rapport entre les forces inspiratoires et expiratoires est profondément modifié. (Voir pages 49 et suiv.). Nous ne reviendrons pas ici sur ces modifications qui nécessitent, pour être bien étudiées, l'emploi d'instruments d'ordinaire peu usités en clinique, bien que leur emploi et en particulier celui du spiromètre puisse fournir des renseignements importants au point de vue du diagnostic et surtout du pronostic.

Mais par le simple examen au lit du malade, il est facile de constater par les moyens ordinaires d'investigation, les modifications qui portent sur le rythme, l'étendue, la fréquence et le type des mouvements respiratoires; nous les résumons ici.

Rythme. — Les modifications du rythme respiratoire ont été étudiées un peu plus haut; rappelons seulement que l'inspiration devient brève et humée, et que l'expiration ralentie est considérablement prolongée. Les respirations sont, en général égales et régulières, au repos

Fréquence. — Suivant les auteurs, la fréquence des respirations est augmentée (de Niemeyer) ou diminuée (Homolle). D'habitude le nombre des inspirations n'augmente que lorsqu'il survient une complication. Dans les cas où le thorax se développe avec énergie, le nombre des respirations est plutôt diminué (Bouillaud). Brouardel et Hirtz ont également signalé la diminution de fréquence des mouvements respiratoires dans l'Emphysème sans complications.

Étendue. — Par contre, les respirations sont profondes; il semble que le malade en dilatant son thorax au maximum cherche à faire pénétrer dans celui-ci la plus grande quantité d'air possible, et il fait appel pour cela aux muscles respirateurs accessoires. Malgré cette intervention l'excursion respiratoire est restreinte, ainsi que la mensuration permet de le constater.

Modification du type respiratoire. — Dans l'Emphysème ancien, la dilatation de la partie supérieure de la poitrine étant permanente, il en résulte la diminution ou la suppression du type respiratoire, dit costal supérieur, observé habituellement chez la femme, chez laquelle il est remplacé par le type abdominal. Chez l'homme ce dernier type est accentué.

Dyspnée. — La dyspnée constitue le symptôme capital de l'Emphysème. Elle est constante. (asthme permanent), plus ou moins prononcée dans le cours ordinaire de la vie, mais sujette à s'exagérer par accès et à présenter des paroxysmes.

La gène respiratoire peut être observée dès l'enfance; ordinairement, c'est à l'âge adulte qu'elle paraît, rarement on l'observerait pour la première fois après l'âge de cinquante ans (Louis). Elle s'établit lentement, en général, mais peut se manifester brusquement à la suite d'un effort violent, d'une fatigue quelconque, surtout après l'évolution d'une affection aiguë des poumons ou des bronches. D'après Andral, si cette dyspnée remonte à l'enfance, ses progrès sont très lents, et en quelque sorte insensibles; si au contraire elle est apparue à une époque plus tardive, ses progrès sont beaucoup plus rapides. Dès qu'elle a atteint une certaine intensité la respiration devient difficile même au repos, et la position horizontale paraît même souvent l'exagérer.

Sur cette gène respiratoire permanente, qui, à une époque avancée peut devenir très marquée, viennent se greffer des accès paroxystiques, des crises violentes se produisant surtout la nuit, et survenant parfois sans cause appréciable. Mais le plus souvent, c'est à la suite d'émotions, de troubles digestifs, d'efforts exagérés, surtout de bronchite, et de poussées de congestion pulmonaire que les crises apparaissent. Ces paroxysmes ont la plus grande analogie avec les accès d'asthme et le spectacle des malades évoque alors l'idée d'une asphyxie imminente. Ils sont assis sur leur lit ou dans un fauteuil, les bras écartés du corps, quelques-uns s'accroupissent ou s'agenouillent en se cramponnant aux objets voisins, pour offrir à leurs muscles inspirateurs accessoires un point d'appui solide. D'autres se couchent sur le ventre ou compriment leur thorax en exerçant avec leurs mains une pression sur la base de celui-ci. « Le malade, dit Homolle, ne fait pénétrer un peu d'air dans sa poitrine qu'au prix des plus grands efforts; anxieux, sans parole, les yeux hagards, le corps couvert de sueur, il lutte pendant des heures entières contre la suffocation, heureux lorsqu'il trouve au matin un peu de repos, et lorsque les secousses presque incessantes d'une toux convulsive n'ajoutent pas de nouvelles tortures à son mal. » Pendant ces accès si violents tous les muscles qui prennent normalement un point d'appui sur le thorax, interviennent pour faciliter la pénétration de l'air dans la poitrine. Ce fait qui peut paraître paradoxal au premier abord puisque, chez l'emphysémateux, c'est l'expiration qui est surtout difficile (G. Sée), tient à ce que dans la dyspnée emphysémateuse, les excursions thoraciques sont réduites au minimum et que la contraction de ces muscles auxiliaires tend à en augmenter l'amplitude. D'ailleurs pour la même raison, même en dehors des paroxysmes, les muscles auxiliaires agissent souvent dans le même but, comme le témoigne l'hypertrophie fréquente des sterno-mastoïdiens et des scalènes.

Même en dehors de ces accès qui peuvent se répéter à courts intervalles, la dyspnée, avons-nous dit, est permanente. On a cherché à expliquer cette courte haleine, ce *besoin d'air* qui se manifeste chez tous les emphysémateux. Andral, puis Jaccoud ont montré que cette dyspnée tenait à plusieurs causes qui peuvent être réduites à deux: insuffisance de l'hématose; renouvellement incomplet de l'air à l'intérieur du poumon.

L'insuffisance de l'hématose est liée à l'oblitération graduelle des capillaires et à leur disparition lors de l'atrophie des parois alvéolaires. Dès lors, les échanges gazeux se font mal; l'oxygène de l'air n'est plus en contact avec une quantité suffisante de sang, d'où il résulte un dégagement insuffisant d'acide carbonique ainsi que le démontrent les expériences de Geppert, et l'accumulation ultérieure de ce gaz dans l'organisme.

Le renouvellement incomplet de l'air qui pénètre dans le poumon, facile à mettre en lumière au moyen du spiromètre, tient à la perte de l'élasticité pulmonaire et à la diminution de puissance des forces respiratoires. L'excursion thoracique étant restreinte, la quantité d'*air courant* est diminuée : il en résulte une stagnation plus longue de l'*air résidual* et, suivant l'expression de Jaccoud, les partis emphysémateuses du poumon deviennent « un milieu intérieur à air confiné. »

Nous n'insisterons pas plus longuement ici sur la pathogénie de la dyspnée, ce point particulier ayant été traité déjà dans le chapitre consacré à la physiologie pathologique.

Toux. — La toux manque rarement dans l'Emphysème, mais elle est très variable en intensité et en fréquence, et paraît liée surtout à la bronchite concomitante. On l'a vue disparaître en été lorsque la bronchite s'amende, ce qui prouverait qu'elle dépend de l'inflammation des bronches, puisque pendant la saison chaude et sèche, si la bronchite diminue, l'Emphysème persiste (de Niemeyer). Cette toux est, en général, quinteuse et accompagnée d'expectoration.

Expectoration. — Elle est très variable et les crachats ont un aspect différent suivant l'état des bronches. Tantôt ils sont fluides, transparents, aérés, ou muco-purulents, et Andral les comparait à une dissolution de gomme. Ils peuvent avoir l'apparence des crachats perlés, gélatiniformes, ayant la consistance de l'empois, de la fécule, et le volume d'une lentille. On a aussi signalé, dans l'expectoration des emphysémateux bronchitiques, de petites masses plus ou moins arrondies, présentant les réactions de l'amidon et qu'on a décrites sous le nom de corpuscules amylacés (Zahn), dont l'origine est mal déterminée. En réalité, l'Emphysème n'a pas d'expectoration particulière, celle-ci dépend exclusivement des lésions concomitantes.

On remarque assez rarement dans les crachats de petits filets de sang, qui seraient dus à la rupture de très petits vaisseaux au niveau des parois alvéolaires ou à un catarrhe pulmonaire aigu (Andral). Waters, en particulier, dit avoir observé de petits crachements de sang qu'il attribue à la même cause, mais le fait est fort rare. Quand on constate chez les emphysémateux, soit des crachats hémoptoïques comme on peut en observer à toutes les périodes de l'affection [1], soit de véritables *hémoptisies*, c'est que la dilatation alvéolaire coïncide avec une autre lésion (tub., petits foyers d'apoplexie pulm.) qui peut d'ailleurs être masquée par les symptômes de l'Emphysème. L'interprétation de certaines hémoptisies non tuberculeuses est plus difficile. Dans un travail lu à la Société de médecine de Londres en 1889, sir Andrew Clark a cité deux cas d'hémoptisies suivis de mort, chez deux individus de cinquante et soixante ans, chez lesquels à l'autopsie on trouva des centres localisés d'Emphysème avec congestion périphérique. Histologiquement, il existait seulement de l'altération des tuniques moyennes et internes des petits vaisseaux semblable à celle qu'on observe dans la goutte. Pour Andrew Clark, l'ordre d'apparition des lésions aurait été le suivant : dégénérescence arthritique des parois vasculaires, oblitération artérielle, Emphysème, thrombose des vaisseaux, hémorragie. S'il y a lieu dans des cas analogues d'incriminer l'Emphysème, l'artério-sclérose doit

1. Berthaud. Des crachats hémoptoïques dans l'Emphysème pulmonaire. Thèse, Paris, 1875.

sans doute être également mise en cause, mais il n'en résulte pas moins que ces faits sont extrêmement rares et que, d'une façon générale, on peut dire que l'Emphysème ne s'accompagne pas d'hémoptisies.

Douleurs thoraciques. — La production d'adhérences pleurales est fréquemment observée chez les emphysémateux, et l'on doit leur rapporter les douleurs en général peu intenses que quelques malades éprouvent en divers points de leur poitrine. Elles ont un caractère variable ; souvent les malades se plaignent d'une sensation de pesanteur intrathoracique, il leur semble qu'une masse volumineuse empêche leurs poumons de se dilater librement. D'autres accusent une sensation de déchirure. Ces douleurs sont ordinairement localisées au sommet, sous les clavicules ; presque toujours on les constate seulement à la partie antérieure de la poitrine (Grisolle) et il existe à leur niveau une zone sensible à la pression du doigt. Louis [1], qui, sur 32 sujets, a observé 15 fois ces douleurs, paraît les attribuer à la dilatation des vésicules elles-mêmes.

1. Louis. Art. Emphysème, in *Dictionnaire de médecine*, 1835, tome XI, p. 355.

A côté des symptômes qui se rattachent en propre à l'Emphysème doit être rangée toute une série de troubles divers qui apparaissent à une époque plus ou moins avancée de la maladie et qui, par leur fréquence ou leur intensité, donnent un caractère spécial à la dernière phase de l'affection. Ils découlent tous de la gêne qu'éprouve la circulation pulmonaire, et du retentissement de cette gêne sur le reste de l'économie. Ces troubles peuvent être assez prononcés pour modifier complètement le tableau clinique de l'Emphysème; nous les examinerons successivement.

Troubles de la circulation. — A l'état normal, lors de l'inspiration, l'aspiration thoracique aide le cœur droit à se vider. Chez l'emphysémateux, l'excursion thoracique étant diminuée, l'aspiration thoracique s'exerce insuffisamment dans le thorax toujours dilaté. Si l'on y joint le rétrécissement de la surface sanguine liée à la raréfaction des capillaires oblitérés, on concoit facilement la gêne de la circulation et sa répercussion sur le cœur droit. Les troubles circulatoires qui en résultent font donc en quelque sorte partie intégrante de la maladie, puisqu'ils l'accompagnent nécessairement à une période avancée; mais, à proprement parler, ils constituent plutôt une complication purement mécanique de la lésion atrophique.

Dilatation du cœur. — La dilatation et l'hypertrophie du cœur droit sont la règle dans l'Emphysème. Il est souvent difficile de reconnaître l'augmentation de volume du cœur par la percussion pour les raisons que nous avons déjà signalées. Le choc de la pointe est également difficilement perçu et la dilatation se manifeste surtout par une intensité exagérée des battements épigastriques. On observe souvent en même temps des *palpitations* que Louis aurait rencontrées chez 60 pour 100 des sujets, à une époque plus ou moins éloignée du début. A la période terminale, la dilatation du cœur entraîne une véritable asystolie à laquelle succombe le malade.

Bruits de souffle. — L'excès de tension dans l'artère pulmonaire détermine une exagération du claquement artériel qu'on peut percevoir à gauche du sternum. Quant aux prétendus bruits de souffle à la pointe qui ont été signalés et interprétés de différentes façons, ils paraissent devoir être rapportés dans bien des cas à des bruits extra-cardiaques. Il n'en est plus de même quand l'insuffisance tricuspide est établie, et l'on peut constater alors un souffle tricuspidien systolique coïncidant avec le pouls veineux vrai hépatique ou jugulaire.

Stase veineuse. — Du côté de la veine cave supérieure, la distension ordinaire des veines du cou peut être reconnue de bonne heure. Pendant les accès de dyspnée cette distension augmente notablement. On peut alors, au niveau de ces veines, observer un mouvement d'ondulation, qui serait dû, d'après Niemeyer, à ce que les vibrations systoliques de la valvule tricuspide se communiquent dans ce cas à la colonne sanguine qui pèse sur cette valvule. Lorsque l'insuffisance tricuspide est établie, on constate dans les jugulaires le pouls veineux vrai. C'est à ces phénomènes de stase dans le domaine de la veine cave supérieure que se rattachent la cyanose plus ou moins prononcée de la face, les congestions céphaliques, les vertiges, les tintements d'oreilles, et plus tard l'obnubilation cérébrale.

Le système de la veine cave inférieure ne subit pas moins les effets de l'insuffisance cardiaque. Un œdème malléolaire d'abord passager et disparaissant pendant la nuit ou le repos, est surtout un des premiers phénomènes observés. Puis l'œdème s'installe à demeure et remonte de plus en plus. En même temps, les phénomènes de stase veineuse se manifestent du côté du système porte, déterminent de l'ascite, une série de troubles digestifs, en même temps que le foie est congestionné. On observe souvent alors du sub-ictère, de l'endolorissement au niveau de l'hypocondre droit, enfin plus tard des battements veineux hépatiques.

TROUBLES DIGESTIFS. — La dyspepsie est habituelle chez les emphysémateux, l'appétit est diminué et la digestion lente. La dilatation de l'estomac est fréquemment observée, et la stase veineuse dans les vaisseaux de cet organe amènerait une diminution de l'acide chlorhydrique du suc gastrique au même titre que les autres affections cardiaques (Chelmonski). Du côté de l'intestin on a signalé des diarrhées dues à une transsudation séreuse (de Niemeyer), et même de l'entérorrhagie (Eichorst). S'il y a de l'atonie de l'intestin la constipation s'accompagne fréquemment d'hémorrhoïdes auxquelles certains malades attribuent volontiers tous les troubles de leur santé.

Ajoutons que la pneumatose gastrique peut être assez développée pour refouler en haut le diaphragme et augmenter notablement la gêne respiratoire. Les accès de dyspnée paroxystique des emphysémateux sont souvent provoqués par l'accumulation de gaz dans l'estomac à la suite des repas. On a signalé d'ailleurs des accès pseudo-asthmatiques d'origine gastrique à la suite de troubles digestifs si fréquents chez ces malades. Chez quelques-uns de ces derniers l'intensité des troubles digestifs est telle qu'ils dominent presque le tableau clinique de l'Emphysème; tout excès de nourriture, un repas plus copieux que de coutume, déterminent l'apparition de violents accès de suffocation qui se répètent, et le traitement doit être dirigé presque autant du côté du tube digestif que du côté des poumons.

Troubles nerveux. — Le système nerveux est, en général, peu atteint. A la période terminale on peut rencontrer un état de torpeur et de somnolence habituelle, précédé ou non quelque temps auparavant de vertiges et de céphalalgies. Peut-être l'accumulation d'acide carbonique dans le sang, consécutive au ralentissement des échanges gazeux, doit-elle être invoquée comme cause de ces phénomènes. Mais ceux-ci sont surtout en rapport avec les lésions cardiaques. Il en est de même pour les troubles observés du côté des organes des sens, la stase veineuse cérébrale s'accompagnant de tintements d'oreilles, de surdité (Eichorst), de troubles oculaires. Pendant les paroxysmes dyspnéiques la congestion intense de la face s'accompagne quelquefois quand elle est poussée à ses dernières limites, d'un certain degré d'exophtalmie (Eichorst). La conjonctive est injectée, brillante ; à l'ophtalmoscope, Litten aurait constaté dans un cas des hémorrhagies rétiniennes étendues.

Troubles rénaux. — *Modification des urines.* — Le rein subit aussi les effets de la gêne circulatoire, et à l'autopsie il peut présenter les lésions du rein cardiaque. Les urines sont de temps en temps albumineuses, très chargées de sels, très acides, leur quantité est diminuée et la densité en général élevée. On y a signalé un excès d'acide urique, mais cet excès existerait seulement quand l'Emphysème est accompagné de bronchite (Parkes et Ranke) ; on ne le constaterait pas quand cette complication manque. La présence d'acide oxalique et d'allantoïne y a été décelée par Lehmann. L'acide oxalique peut exister il est vrai à l'état normal dans l'urine, mais on l'y rencontre en général en petite quantité (traces à 2 centigrammes, Fürbringer), tandis qu'il serait plus abondant dans les affections pulmonaires chroniques telles que la bronchite ou l'Emphysème (Beale). La présence de l'allantoïne paraît due à un ralentissement des combustions organiques et il est probable que l'Emphysème a une certaine influence sur sa production. Rappelons à ce sujet que Frerichs et Stadeler ont trouvé ce produit dans l'urine de chiens soumis à des troubles respiratoires expérimentaux.

TROUBLES GÉNÉRAUX DE LA NUTRITION. — Lorsque l'Emphysème existe depuis longtemps et est très étendu, la constitution du malade est profondément atteinte. La diminution de l'hématose, l'insuffisance d'absorption de l'oxygène ralentissent les combustions organiques. D'un autre côté l'assimilation se fait mal : la physiologie du tube digestif entier est modifiée par la stase veineuse, l'estomac et l'intestin sont le siège d'altérations qui contrarient la nutrition du malade. Aussi il est rare qu'à une période avancée de la maladie les emphysémateux ne perdent pas leurs forces, et l'amaigrissement survient.

D'après Niemeyer, la déplétion incomplète du canal thoracique due à la stase veineuse dans la sous-clavière contribue à entraver la nutrition de tout l'organisme. C'est en partie à cette cause que serait dû le marasme prématuré des emphysémateux et peut-être la diminution de l'albumine dans le sérum sanguin, condition favorable au développement des phénomènes hydropiques.

Aux troubles de la nutrition générale doivent être rattachées les déformations particulières des doigts qu'on a observées quelquefois.

Déformation des doigts. — Le renflement en massue de la dernière phalange avec incurvation convexe de l'ongle, le doigt en baguette de tambour, se rencontre dans l'Emphysème comme dans d'autres affections chroniques du poumon (tuberculose, dilatation des bronches). Pigeaux, en 1832, a signalé la déformation hippocratique des doigts dans l'Emphysème et l'attribue au trouble profond de l'hématose[1]. Trousseau l'a également observée dans des cas de bronchite avec Emphysème. Toutefois, d'après Esbach, la déformation digitale est bien moins fréquente chez les emphysémateux que chez les autres individus atteints de maladies chroniques ; il ne l'aurait trouvé qu'une fois sur cinq[2]. Quant à la lésion décrite par Marie sous le nom d'ostéo-arthropathie hypertrophiante pneu-

1. PIGEAUX. Étiologie, symptomatologie et mécanisme du développement fusiforme de l'extrémité des doigts. *Archives générales de médecine*, 1832, tome XXIX, p. 174.

2. ESBACH. Modifications de la phalangette dans la sueur, le rachitisme et l'hippocratisme. Thèse, Paris, 1876, p. 97.

mique, et consistant en une déformation particulière des doigts qui peuvent augmenter considérablement de volume, la dilatation alvéolaire chronique ne paraît pas avoir d'influence dans la genèse de cette lésion bien que les malades qui la présentent souffrent fréquemment de bronchites chroniques.

VARIÉTÉS CLINIQUES

Emphysèmes chroniques partiels. — Certains Emphysèmes chroniques partiels peuvent prendre un assez grand développement et déterminer la production de voussures plus ou moins limitées qui siègent ordinairement au-dessous de la clavicule. En général, ces voussures du thorax sont peu prononcées et le plus souvent unilatérales. A leur niveau l'auscultation fait reconnaître l'existence de la respiration emphysémateuse. On constate en même temps les signes des lésions locales de nature diverse, bien que dans certains cas l'Emphysème puisse les masquer (Pearson Irvine, Guéneau de Mussy). Souvent même, du côté opposé à la voussure partielle, il existe un méplat sous-claviculaire qui contraste avec l'ampliation thoracique de l'autre côté.

Emphysème aigu. — L'Emphysème aigu est relativement très commun chez l'enfant, vu la fréquence, à cette période de la vie, de maladies telles que le croup, la coqueluche, la broncho-pneumonie qu'il accompagne si souvent. Aussi les médecins qui se sont occupés des maladies infantiles l'ont-ils étudié avec soin. Presque tous sont d'ailleurs d'accord pour reconnaître que pendant la vie le diagnostic en est très difficile ou même impossible. Cela tient à ce que chez l'enfant l'Emphysème aigu simple est, en général, *limité;* c'est (sauf le cas où il se complique d'Emphysème médiastin ou sous-cutané), bien plus une lésion anatomique surajoutée qu'une complication clinique. Aussi, en général, on en pressent plutôt qu'on n'en affirme l'existence. Au lit du petit malade les signes qui permettraient de diagnostiquer cet Emphysème n'existent presque jamais, ou du moins ont fort peu de valeur.

Il n'en est plus de même lorsqu'on a affaire à l'Emphysème aigu très étendu ou *généralisé*, tel que celui qui succède quelquefois à de forts accès d'asthme, à une violente attaque de dyspnée (urémie, etc.). Dans ce cas, pendant quelques jours, cet Emphysème aigu s'accompagne des symptômes ordinaires de l'Emphysème lobulaire chronique généralisé. Le thorax se dilate parfois d'une façon très rapide; Marfan a vu un malade atteint de dyspnée urémique compliquée d'Emphysème aigu, ne plus pouvoir boutonner ses vêtements cinq jours après le début des accidents. En même temps, le murmure vésiculaire diminue d'intensité au point de disparaître presque complètement, et la sonorité à la percussion s'exagère notablement. Si l'augmentation de volume du poumon est assez forte, on reconnaît que les limites inférieures de ces organes sont abaissées, et parallèlement les bruits du cœur sont assourdis en même temps que diminue l'étendue de la matité précordiale. Les faits de ce genre, quoique rares, ne sont pas absolument exceptionnels.

Mais, dans la grande majorité des cas, l'Emphysème aigu est partiel ou peu développé. Dans ces circonstances on le méconnait ou on le néglige, car il est masqué d'ordinaire par la maladie primitive. Pourtant lorsque, dans le cours d'une affection où l'on peut le rencontrer, apparaît plus ou moins rapidement une augmentation limitée du volume du thorax, si la sonorité est exagérée en même temps que le murmure vésiculaire est diminué, il faudra, le diagnostic de pneumo-thorax étant écarté, songer à un Emphysème aigu partiel. Riegel dans un cas de ce genre rapporte une erreur de diagnostic très intéressante reconnue à l'autopsie.

Emphysème interlobulaire. — L'emphysème interlobulaire ne s'accompagne pas de signes permettant de le reconnaître d'une façon certaine, bien que Laënnec ait cru pouvoir le distinguer sûrement, grâce à la présence d'un râle spécial pouvant il est vrai exister également dans l'Emphysème vésiculaire, mais dans ce cas moins commun et surtout moins durable. « L'Emphysème interlobulaire, dit-il, se reconnaît à un signe tout à fait pathognomonique : c'est le *râle crépitant sec à grosses bulles* très manifeste et continuel ou à peu près. Je ne crois pas que ce signe manque jamais dans ce cas et il est toujours plus prononcé que dans l'Emphysème pulmonaire. On éprouve ordinairement en même temps la sensation d'un ou plusieurs corps qui montent et descendent en frottant le long des côtes pendant l'inspiration et l'expiration ». Laënnec indiquait également parmi les signes généraux une dyspnée d'intensité variable survenant tout à coup à la suite d'un effort violent, et qui pouvait longtemps persister sous forme d'oppression pendant la convalescence du croup ou des maladies aiguës s'accompagnant d'Emphysème. Une sensation de craquement perçu par le malade devait également d'après lui, être attribuée à l'Emphysème interstitiel. Il faut dans ces cas, comme l'a montré M. Raynaud, rapporter ces frottements à la pleurésie sèche qui accompagne si souvent l'Emphysème pulmonaire vrai.

Emphysème sénile. — L'Emphysème sénile ou atrophique ne se traduit guère que par une dyspnée d'ailleurs le plus souvent peu marquée, et par une rétraction du thorax qui peut être considérable. La poitrine paraît diminuée dans tous ses diamètres, et l'obliquité des côtes est exagérée à tel point, que les derniers espaces intercostaux ne sont presque plus appréciables. Ce raccourcissement du thorax est dû en partie à l'atrophie des disques intervertébraux, et à la courbure du rachis qui correspond à la position voûtée du dos.

La gêne respiratoire est ordinairement modérée et peut se produire seulement à l'occasion d'efforts rarement faits par les vieillards. Chez eux la respiration est plutôt courte que gênée, et cette brièveté d'haleine est attribuable à la diminution du réseau capillaire, et aussi à l'atrophie sénile des muscles inspirateurs.

A l'auscultation, le murmure vésiculaire est diminué, superficiel; parfois le bruit respiratoire présente une certaine rudesse.

La résonnance à la percussion peut être obscure, ou, au contraire, le son est remarquablement plein et clair, ce qui tiendrait à ce que la paroi thoracique amincie entre facilement en vibration (de Niemeyer). L'examen du thorax permet en maintes circonstances de reconnaître des signes de dilatation bronchique.

A l'inverse de ce qu'on observe chez l'adulte dans l'Emphysème ordinaire, la matité du cœur et du foie est facilement appréciable et plus étendue qu'à l'état normal, ces organes entrant davantage en contact avec la paroi thoracique dont le poumon atrophié ne les sépare plus. Niemeyer fait remarquer également que dans l'Emphysème vrai le thorax est dilaté pathologiquement et en état inspiratoire permanent, tandis que, dans l'Emphysème sénile, il y a rapetissement anatomique et retrait expiratoire permanent.

COMPLICATIONS

L'Emphysème pulmonaire est rarement observé seul. Presque toujours il est associé soit à la bronchite, soit à des affections diverses qu'il complique autant qu'il en est compliqué lui-même. De plus l'emphysémateux est un malade chez lequel l'hématose se fait mal. Dans ces conditions, toute maladie intercurrente s'accompagnant de dyspnée déterminera une augmentation considérable de la gêne respiratoire, et prendra un caractère de gravité tout particulier. Il est donc impossible de passer en revue toute la série des maladies qui peuvent compliquer l'Emphysème, et nous nous bornerons aux principales, en insistant seulement sur les accidents qui se rattachent en propre à l'Emphysème pulmonaire, tels que l'Emphysème médiastin ou sous-cutané, et le pneumo-thorax.

Nous avons eu occasion de parler plusieurs fois de l'association de l'Emphysème avec l'*asthme* et la *bronchite*. Rappelons seulement que si les accès asthmatiques peuvent survenir chez un emphysémateux, ils précèdent, en général, l'apparition de l'Emphysème chronique; que la bronchite compliquant l'Emphysème est particulièrement tenace, diffuse, et que la toux prend dans ces conditions un caractère suffocant particulier.

La *tuberculose pulmonaire* a une marche spéciale lorsqu'elle coexiste avec l'Emphysème chronique généralisé.

La *broncho-pneumonie* et la *bronchite capillaire* ont, chez l'emphysémateux, une gravité très grande. La dyspnée est considérablement augmentée, et le pronostic est particulièrement défavorable chez les individus âgés.

La *pneumonie* est assez rarement observée (Grisolle, M. Huss). D'après Dujol, lorsqu'elle survient, le début est, en général, plus lent que de coutume, la température s'élève moins, la dyspnée, par contre, est très intense, la dépression très prononcée, et l'état général paraît très grave même si le pronostic est favorable comme cela arrive ordinairement[1]. Enfin la résolution se fait avec une lenteur remarquable, bien qu'on ait prétendu que l'Emphysème n'a aucune influence sur l'évolution des pneumonies à résolution retardante.

1. Dujol. Etude clinique de la pneumonie fibrineuse chez les emphysémateux. Thèse, Paris, 1876.

La *grippe*, même légère d'abord, peut devenir grave, car l'on sait combien toute affection chronique des poumons et du cœur modifie le pronostic de cette maladie. Les emphysémateux payent un large tribut lors d'une épidémie d'influenza et la mortalité chez eux est très élevée.

Parmi les complications qui se rattachent plus directement à l'Emphysème et qui succèdent à la rupture de vésicules emphysémateuses, il en est deux qui sont dues à l'infiltration de l'air dans les régions voisines du poumon : médiastin ou cavité pleurale.

Sous l'influence de quintes de toux violentes, de cris, d'efforts exagérés, une vésicule dilatée se rompt et livre passage à l'air qui s'étend dans les espaces interlobulaires du poumon : c'est l'*Emphysème interstitiel* qui rentre dans le cadre de l'Emphysème pulmonaire, tant qu'il reste limité au poumon. Mais, dès que l'air s'infiltre dans le tissu conjonctif voisin ou pénètre dans la cavité pleurale, on a affaire à une véritable complication : dans le premier cas, il se produit un *Emphysème médiastin* qui peut devenir *sous-cutané*; dans le second cas, on constate un *pneumo-thorax*.

L'*Emphysème médiastin*, qui complique d'ailleurs plus rarement qu'on ne le croirait l'Emphysème pulmonaire (Héan), peut rester limité et ne pas être reconnu pendant la vie. Lorsqu'il est très étendu, on peut, d'après F. Müller, le reconnaître au moyen des signes suivants : effacement des espaces intercostaux, disparition de l'impulsion du cœur, sonorité anormale de la région précordiale, crépitation synchrone à la systole cardiaque. Ces signes paraissent avoir une valeur plus théorique que pratique, sauf peut-être le dernier et le remplacement de la matité cardiaque par une sonorité (Héan)[1]. L'Emphysème médiastin peut en outre déterminer des troubles du côté du cœur et des gros vaisseaux.

L'*Emphysème sous-cutané* se reconnaît facilement à la tuméfaction et à la crépitation caractéristique. La peau est pâle, anémiée, et ses plis s'effacent; on peut, par la pression du doigt, former une cupule qui disparaît rapidement. Il débute, en général, par le cou, gagne la face, envahit au niveau de la joue le tissu graisseux qu'il décolle, et apparaît entre le maxillaire et l'arcade zygomatique sous la forme d'une tumeur lisse,

1. Héan. L'Emphysème sous-cutané et médiastin. Thèse, Paris, 1895.

arrondie, brillante (Ozanam). S'il s'étend, il peut envahir tout le corps, et dans ce cas le pronostic est considérablement aggravé. Si, au contraire, l'infiltration gazeuse est restreinte et limitée, elle peut se résorber spontanément.

La production d'un *pneumo-thorax* consécutivement à la rupture d'une vésicule emphysémateuse est relativement rare. Dans les statistiques l'Emphysème n'est relevé, comme cause de pneumothorax, que dans la proportion de 1 à 4 pour 100 (Biach, Saussier). En réalité pourtant, la proportion serait plus forte, si l'on ne se contentait pas de noter seulement les cas observés chez des malades ayant des lésions emphysémateuses anciennes et très prononcées (Galliard).

Presque toutes les observations publiées ont rapport à des individus de quarante à soixante ans atteints depuis longtemps d'Emphysème chronique. En général, c'est à la suite d'une quinte de toux que se produit la perforation. Si la mort n'arrive pas à bref délai, en quelques jours ou même en quelques heures (Devilliers), la douleur initiale se calme et l'on constate tous les symptômes classiques du pneumo-thorax. Si la mort est rapide, on trouve à l'autopsie la plèvre vide de liquide. Souvent le pneumo-thorax est limité et partiel, et dans un cas de ce genre cité par

Troisier, la thoracentèse pratiquée le deuxième jour amena rapidement la guérison.

Dans ce dernier fait, le début avait été insidieux, cas qui se présente quelquefois et est même souvent cause de la méconnaissance d'un pneumo-thorax qu'on ne découvre qu'à l'autopsie. La dyspnée habituelle de l'emphysémateux est seulement augmentée, les signes physiques ressemblent assez à ceux de l'affection primitive pour qu'on puisse s'y tromper à un examen superficiel, et si le malade ne succombe pas, c'est seulement au bout de quelques jours qu'on reconnaît l'existence d'un épanchement d'air dans la cavité pleurale.

A côté de ces cas de pneumo-thorax survenant chez de vieux emphysémateux, Galliard étudiant les rapports qui unissent cet accident à l'Emphysème pulmonaire[1], a été amené à séparer nettement les malades qu'il appelle les *grands emphysémateux* des *emphysémateux latents*. Ces derniers n'ont que des lésions d'Emphysème peu étendues, ou ont été atteints d'*Emphysème aigu* à la suite d'une maladie pulmonaire, et ils seraient beaucoup plus exposés au pneumo-thorax que les

1. GALLIARD. Le pneumo-thorax. Bibliothèque médicale Charcot-Debove.

premiers. Mais, chez eux, cet accident a des caractères particuliers: il ne se produit que chez des sujets jeunes, de vingt à trente ans (pneumothorax des conscrits), il évolue d'une façon uniforme, et son grand caractère serait une bénignité relative (3 morts sur 37 cas).

Chez les enfants, bien que ceux-ci soient fréquemment exposés à l'*Emphysème aigu*, le pneumothorax constitue exceptionnellement une complication de l'Emphysème. Chez l'adulte, et surtout chez le vieillard atteint depuis longtemps d'Emphysème chronique, le pneumo-thorax est mortel dans les $\frac{2}{3}$ des cas. Chez les individus jeunes le pronostic est moins grave (Galliard) comme nous venons de le signaler, bien qu'une mortalité de 8 pour 100 ne soit pas absolument négligeable.

ANTAGONISMES

Emphysème et tuberculose. — On a voulu, à une certaine époque, voir entre ces deux affections un antagonisme soit absolu, soit relatif.

Pourtant Laënnec avait déjà montré que leur coexistence n'était pas rare; mais Louis déclare qu'on rencontre la tuberculose bien moins fréquemment chez les emphysémateux que chez les autres malades. Rokitansky, Frey. Monneret se rallient à cette manière de voir. Ramadge (1834) (in *Consomption curable*) va jusqu'à déclarer que « tout individu frappé d'asthme pour quelque cause que ce soit est entièrement à l'abri de la phtisie, aussi bien que celui qui, atteint de celle-ci, a vu son affection se changer en *asthme habituel* ».

Plus tard Gallard et Valleix repoussèrent nettement cette opinion. D'autres. comme Guéneau de Mussy et Pidoux. admettent seulement que les deux affections se gênent réciproquement. « Lorsque la phtisie et l'arthritisme coexistent, dit Pidoux, ces diathèses se modifient réciproquement au bénéfice de la plus grave, et s'il est vrai que celle-ci finisse par prévaloir, il est certain aussi que sa marche est ralentie et que les conditions de sa curabilité sont favorables quand on les compare à celles de la phtisie tuberculeuse pure; cela est surtout évident lorsque l'arthritisme s'est concentré sur le poumon et a produit sur cet organe ses effets propres qui sont l'asthme et l'Emphysème. Alors les tubercules ont, si l'on peut ainsi dire, la plus grande peine à se développer, et s'ils se développent, ni ils ne désorganisent le poumon, ni ils ne cachectisent la nutrition générale, comme ils le font, lorsque tout le phtisique leur appartient ».

A mesure que des faits de plus en plus nombreux démontrent la coexistence fréquente de tuberculose et d'Emphysème, on rejette de plus en plus le prétendu antagonisme. Hardy, Behier, Jaccoud le repoussent d'une façon plus ou moins absolue. D'autres admettent seulement que l'Emphysème modifie dans une certaine mesure l'évolution de la tuberculose, et font intervenir pour expliquer cette influence, soit une modification de terrain, soit des conditions anatomiques spéciales. Pour beaucoup d'auteurs, il paraît y avoir un antagonisme relatif qui peut tenir à différentes causes.

Pour les uns c'est à l'arthritisme, à la modification du terrain qu'il faut le rapporter, et ils font remarquer que dans la forme de tuberculose décrite sous le nom de phtisie arthritique, si l'Emphysème est pour ainsi dire constant et la marche de la tuberculose particulièrement lente, le terrain, autant que l'Emphysème, doit jouer un rôle dans ce ralentissement de l'évolution des lésions. Dans un travail récent, Sarda et Virès étudiant la tuberculose pulmonaire chez les arthritiques, admettent aussi un antagonisme relatif dû à des particularités chimiques que présentent chez ces malades les tissus et les organes[1].

D'autres auteurs font jouer un rôle aux conditions anatomiques du poumon emphysémateux. Pour G. Sée, l'antagonisme diathésique passe au second plan et la rareté relative de la tuberculose chez l'emphysémateux vrai, s'explique par l'oblitération graduelle des capillaires du poumon et l'atrophie des alvéoles. Ferrand, partisan de l'antagonisme au point de vue physiologique et nosologique, le rattache également à la diminution de la vascularité. Peut-être doit on remarquer que dans les parties du parenchyme restées saines, la circulation sanguine plus active dans les capillaires est une condition défavorable au développement des lésions bacillaires. « Les sujets qui sont habituellement atteints de congestion pulmonaire, dit le professeur Debove, sont peu disposés à la tuberculose. Les cardiaques, par exemple, les emphysémateux, chez lesquels la raréfaction du tissu produit une congestion relative en obligeant la même quantité de sang à

1. Sarda et J. Virès. Trèves et guérison de la tuberculose pulmonaire chez les arthritiques. *Nouv. Montpellier médical*, 1er nov. 1894.

circuler dans un moins grand nombre de vaisseaux, deviennent exceptionnellement tuberculeux[1]. »

En réalité, lorsqu'on parle d'antagonisme entre la tuberculose et l'Emphysème il faut distinguer nettement la dilation vésiculaire simple, lésion secondaire associée si fréquemment à la tuberculose pulmonaire, et le Grand Emphysème, l'Emphysème-maladie qui peut exceptionnellement être compliqué de tuberculose.

L'ectasie alvéolaire, la lésion emphysémateuse *anatomique* existant à des degrés variables dans le poumon tuberculeux est très commune, qu'il s'agisse de dilatation vésiculaire aiguë ou chronique[2], et parfois elle peut être assez développée pour imprimer cliniquement un cachet spécial à la tuberculose. Mais, en général, alors la tuberculose l'emporte, sa marche est peu ou pas modifiée bien que les symptômes thoraciques puissent être masqués en partie si l'ectasie alvéolaire est développée d'une façon notable. S'il s'agit d'Emphysème aigu compliquant une phtisie soit aiguë soit chronique, la recherche

1. Debove. Étiologie de la tub. *Sem. méd.*, 1883, p. 134.
2. Voy. Hirtz. Thèse, 1878. — Lestocquoy, Thèse de Paris, 1883.

des symptômes est gênée, mais l'allure de la maladie primitive ne subit pas de changements.

Lorsqu'au contraire il s'agit du Grand Emphysème, que la tuberculose soit apparue plus ou moins tard chez l'emphysémateux, on observe des modifications notables au point de vue clinique et anatomique, le tubercule évoluant vers la forme fibreuse ou calcaire. Alors l'Emphysème généralisé, suivant l'expression de Hirtz, « domine la phtisie qu'il accompagne, fait souvent taire pendant des années son expression symptomatique et lui imprime une marche toujours ralentie. » Qu'on attribue cette action à la raréfaction des capillaires, à la congestion relative des vaisseaux restés perméables ou à une modification du terrain dépendant de l'arthritisme, il n'en est pas moins constant que, dans ces conditions, l'Emphysème gène l'évolution de la tuberculose et qu'il paraît y avoir réellement dans ce cas un antagonisme relatif.

Emphysème et cardiopathies. — Bouillaud et Oppolzer ont paru regarder certaines cardiopathies comme antagonistes de l'Emphysème, bien que le poumon et le cœur étant si intimement unis, toute lésion chronique de l'un retentisse sur l'autre à une époque plus ou moins éloignée, et que.

dans l'Emphysème, le cœur droit soit toujours lésé à une certaine période de la maladie. Mais il est vrai que certaines cardiopathies, en particulier les cardiopathies mitrales, sont accompagnées assez rarement d'ectasie alvéolaire, tandis que dans les cardiopathies dites artérielles l'Emphysème est très souvent observé.

Nous n'insisterons pas sur la cardiopathie secondaire de l'Emphysème. Toute condition anatomique qui gêne la libre déplétion du cœur droit réagit sur celui-ci. L'Emphysème, en rétrécissant le champ circulatoire des capillaires pulmonaires, agit comme cause mécanique, il en résulte des lésions que nous avons signalées à plusieurs reprises, et leur importance est telle qu'en général les emphysémateux meurent par le cœur, après avoir été plus ou moins longtemps de véritables cardiaques dans toute l'acception du mot.

Mais l'Emphysème peut se rattacher secondairement à des cardiopathies. La dyspnée qui existe dans ces affections, bien qu'elle n'ait pas toujours une même origine, contribue avec la bronchite concomitante à provoquer des efforts inspiratoires plus ou moins violents, qui expliquent la production d'un Emphysème plus ou moins étendu. Toutefois celui-ci est assez rarement observé, ou du moins est relativement peu développé lorsque l'affection mitrale est accompagnée d'œdème passif ou chronique du poumon et de congestion veineuse. Ces conditions paraissent défavorables à l'évolution de l'Emphysème, malgré la gène respiratoire qu'elles déterminent. et la mauvaise nutrition des éléments du parenchyme qui peuvent en résulter.

Il n'en est plus de même dans les cardiopathies dites artérielles, où, à côté des poussées congestives déterminant des troubles considérables dans la circulation alvéolaire et une dyspnée intense, il faut peut-être faire intervenir l'artério-sclérose. « Les artério-scléreux, dit Huchard, sont souvent atteints d'Emphysème et celui-ci procède alors d'une lésion semblable à celle qui est consécutive pour le cœur à la sclérose des coronaires, ce qui m'a fait dire autrefois que l'Emphysème, au point de vue anatomique, doit être au poumon ce que l'angine de poitrine est au cœur. »

Cette théorie qui fait de l'artério-sclérose une des causes de l'Emphysème n'est pas universellement adoptée, et l'examen microscopique des vaisseaux du poumon à ce point de vue n'a pas donné à tous les histologistes des résultats identiques (Cornil et Ranvier, Boy-Tessier). Si elle était justifiée, on s'expliquerait alors facilement le rapport existant entre l'Emphysème et certaines cardiopathies, l'artério-sclérose frappant en même temps le cœur et le poumon. Huchard est très affirmatif à cet égard, et pour lui il existe deux variétés d'Emphysème : l'une se rattachant aux causes mécaniques; l'autre, à l'altération des vaisseaux pulmonaires, à l'artério-sclérose. Ces deux variétés se différencieraient au point de vue anatomique et même au point de vue clinique[1]. « Dans les deux sortes d'Emphysème, dit-il, la différence se poursuit sur le terrain clinique. Dans l'Emphysème purement mécanique le danger est constitué par l'exagération de la tension dans la petite circulation, laquelle se traduit par un retentissement diastolique au foyer de l'orifice pulmonaire, c'est à dire à gauche du sternum. Dans l'Emphysème constitutionnel il est caractérisé par l'exagération de la tension dans la grande circulation. laquelle se manifeste par le retentissement diastolique au foyer de l'orifice aortique c'est-à-dire à droite du sternum. » Cette question n'est pas encore résolue. bien que beaucoup d'emphysémateux soient artério-scléreux et que la lésion emphysémateuse se développe parfois

1. HUCHARD. Maladies du cœur et des vaisseaux. Paris, 1889, p. 245.

rapidement dans les affections aortiques, à la suite de poussées de bronchite aiguë, surtout quand il existe de la myocardite scléreuse. Dans les affections mitrales, l'Emphysème s'observe plus rarement, la congestion passive et l'œdème ayant peut-être une certaine influence sur l'apparition et la marche de la lésion, ou bien la dyspnée, plus lentement croissante, n'atteignant pas rapidement l'intensité de certaines dyspnées d'origine aortique.

DIAGNOSTIC

Le seul diagnostic qui présente un réel intérêt est celui de l'Emphysème lobulaire chronique généralisé. Le diagnostic de l'*Emphysème aigu*, excepté lorsque celui-ci est très étendu ne se fait pour ainsi dire jamais ; l'*Emphysème interlobulaire* est presque impossible à reconnaître, sauf lorsqu'il se complique d'*Emphysème médiastin* ou *sous-cutané;* mais l'Emphysème chronique malgré des symptômes si nettement tranchés lorsqu'il est généralisé ou de date ancienne, peut être méconnu dans certains cas s'il coexiste avec une maladie qui le masque.

Toutefois lorsqu'il occupe une portion notable du poumon, le diagnostic ne présente pour ainsi dire pas de difficultés. L'exagération du son à la percussion, joint à l'affaiblissement du murmure vésiculaire des deux côtés, constituait pour Laënnec un signe presque caractéristique. Si le malade présente en même temps une déformation du thorax, soit générale, soit même partielle et siégeant au lieu d'élection, l'hésitation sera pour ainsi dire impossible.

Dans les cas douteux, les commémoratifs, la marche de l'affection devront être notés avec soin. Grisolle, qui résume, d'après Louis, les traits principaux de la maladie, les décrit ainsi en quelques lignes : « C'est, dit-il, une maladie apyrétique de longue durée, qui débute souvent dès la première jeunesse, rarement après cinquante ans, par une dyspnée qui, peu considérable d'abord augmente avec l'âge et s'exaspère fréquemment par accès. Cette dyspnée, souvent précédée de toux, s'accompagne presque toujours de catarrhe pulmonaire à une époque variable de son cours; puis vient s'y joindre une déformation de la poitrine presque toujours partielle et siégeant dans les régions sus-claviculaires, et claviculo-mammaires. Dans les points saillants, la percussion est plus sonore et l'élasticité plus grande; le bruit respiratoire est affaibli ou nul; des râles divers sont disséminés dans la poitrine; enfin à une période avancée on voit survenir des palpitations et de l'œdème. Une maladie qui se présente avec l'ensemble de ces caractères ne peut être autre chose qu'une dilatation des vésicules pulmonaires. »

Il existe cependant des maladies qui, par certains de leurs caractères, se rapprochent plus ou moins de l'Emphysème et pourraient à certains égards induire en erreur si l'on se contentait d'un examen superficiel. Dans ce nombre figurent le pneumo-thorax et l'asthme. Mais le plus souvent les difficultés de diagnostic proviennent de ce que la lésion emphysémateuse est masquée par les symptômes d'une autre affection ou, au contraire, les dissimule en partie. Certains symptômes constatés isolément peuvent aussi contribuer à faire commettre une erreur.

Dyspnées d'origine cardiaque. — C'est surtout quand on se trouve en présence d'un emphysémateux à la période cardiaque, lorsqu'il existe des hydropisies multiples et que la dyspnée est intense, qu'il est permis d'hésiter entre des troubles asystoliques dépendant soit d'une affection essentielle du cœur, soit d'une lésion secondaire. L'examen du thorax et les antécédents peuvent éclairer sur la véritable origine des accidents, mais le diagnostic est parfois délicat. Certaines dyspnées d'origine cardiaque peuvent également être prises pour une dyspnée emphysémateuse si, comme le cas est fréquent, elles sont accompagnées d'Emphysème et de bronchite. Mais dans la bronchite des affections mitrales il s'agit surtout d'une dyspnée diurne, subite, succédant au moindre effort; tandis que l'emphysémateux, dont les nuits se passent dans l'angoisse respiratoire, peut exécuter pendant le jour les travaux les plus divers sans que ses poumons semblent s'en apercevoir (Lasègue). Dans le doute, il faut tenir grand compte des commémoratifs et de la marche de la maladie, surtout quand l'Emphysème coexistant gêne la recherche de l'hypertrophie et des souffles. On notera aussi que les lésions du cœur droit se rattachent très souvent à l'Emphysème tandis que l'insuffisance mitrale est relativement rare chez les emphysémateux.

Déformations thoraciques d'origines diverses. — Les déformations du thorax sont caractéristiques dans l'Emphysème, et pourtant on a pu prendre pour de l'Emphysème ou réciproquement une pleurésie ou même un anévrisme de l'aorte accompagné d'un certain degré de voussure. Dans des faits analogues la percussion en général tranche la question, puisque s'il s'agit d'épanchement liquide ou de tumeur solide le son est ma au niveau de la voussure, tandis que la sonorité est exagérée s'il s'agit d'ectasie alvéolaire. Mais il est des faits où l'élévation de la tonalité peut induire en erreur surtout si, comme le cas se présente, le murmure vésiculaire est à peine perceptible. La forme et la situation de la voussure thoracique, en dehors même des autres symptômes, pourra dans ces conditions contribuer à établir le diagnostic.

Certaines déformations assez fréquentes de la poitrine, décrites par Woillez sous le nom d'*hétéromorphies physiologiques*, peuvent être prises pour des voussures partielles dépendant de l'Emphysème. On se rappellera que les gauchers présentent souvent une déformation du côté gauche du thorax, tandis que chez le plus grand nombre des individus, le côté droit est normalement plus étendu que le gauche de 1 à 5 centimètres. D'ailleurs au niveau de ces déformations physiologiques le son n'est pas exagéré à la percussion et l'auscultation ne fera pas reconnaître les caractères de l'inspiration et de l'expiration propres à l'Emphysème pulmonaire.

Tumeurs du médiastin. — Rétrécissements de la trachée et des bronches. — On devra se rappeler que l'examen superficiel d'un malade chez lequel existe une compression ou un rétrécissement de la trachée ou des bronches, peut faire songer à l'existence de l'Emphysème lorsque le murmure vésiculaire est diminué ou supprimé, et que la tonalité à la percussion paraît un peu plus élevée qu'à l'état normal. Cette erreur a pu être commise dans le cas de l'oblitération d'une bronche (Andral). Chez un autre malade, on a songé à l'Emphysème alors qu'il s'agissait d'un anévrisme de l'aorte et de l'origine de la sous-clavière (Biermer). Pourtant quand une tumeur comprime la trachée ou les bronches, ou qu'un rétrécissement détermine la sténose de ces conduits, il est rare que certains symptômes particuliers n'attirent pas l'attention. Le cornage plus fort pendant l'inspiration ne sera pas confondu avec le sifflement surtout expiratoire de l'Emphysème. Le thorax est ordinairement plutôt rétréci, et pendant l'inspiration on peut constater du tirage parfois limité aux espaces intercostaux correspondant à la région de la bronche oblitérée. De plus, l'affaiblissement du murmure vésiculaire coïncide avec la conservation de la sonorité normale; il est même souvent unilatéral ou même localisé lorsqu'il s'agit d'une seule bronche volumineuse. En général, c'est seulement à une période peu éloignée du début qu'il est possible d'hésiter, un peu plus tard la dyspnée intense à paroxysmes et les signes d'auscultation ont un caractère spécial. Si, comme dans l'Emphysème, le nombre des respirations est quelquefois diminué et l'expiration prolongée, les signes de compression nerveuse sont particuliers aux tumeurs du médiastin, et les déformations thoraciques lorsqu'elles existent, sont surtout plus marquées au niveau de la première pièce du sternum et de l'extrémité interne de la clavicule surtout à droite. Enfin à chacune de ces tumeurs se rattachent quelques particularités.

Il faut savoir que l'Emphysème peut masquer les signes d'une tumeur intra-thoracique comme l'a signalé Pearson Irvine, ou du moins en contrarier le diagnostic pendant un temps fort long[1]. En d'autres circonstances, au contraire, l'existence constatée d'un Emphysème unilatéral ou prédomi-

1. J. Pearson Irvine. On the occurence of collapse and Emphysema, in association with tumours compressing the bronchia — *The Lancet*, 1878, p. 415-416.

nant d'un côté, même en l'absence de tout autre signe, pourra faire songer d'abord à la compression d'une bronche et consécutivement à l'existence d'une tumeur du médiastin.

Hypertrophie du poumon. — Laënnec a décrit sous le nom d'hypertrophie du poumon une augmentation de volume de cet organe, qui avait déjà été signalée par Morgagni comme un fait assez rare. Pour Laënnec, on constaterait cette hypertrophie beaucoup plus communément que ne le pensait le grand anatomiste italien, et elle se produirait d'une façon constante dès que pendant quelques mois un des poumons pour une cause quelconque ne remplirait plus son office. On l'observerait surtout à la suite de pleurésie, d'empyème, ou de l'évolution de vastes excavations pulmonaires, et dans ces conditions le poumon sain serait le siège d'une véritable hypertrophie compensatrice qui se traduirait à l'autopsie par une augmentation de volume notable. Dès que le plastron sterno-costal est enlevé, le poumon s'échappe en partie au dehors comme s'il avait été renfermé dans un espace trop étroit. Il est rare d'ailleurs de rencontrer cet état particulier du poumon sain, et lorsqu'il existe, l'augmentation de volume est, par sa nature même, unilatérale.

Quant à l'*hypertrophie congénitale des poumons* dont paraissent être atteints certains sujets, elle est bilatérale et pourrait être prise au premier abord pour de l'Emphysème pulmonaire, d'autant plus que le thorax est dilaté et que les bords inférieurs des poumons descendent plus bas qu'à l'état normal. Mais il n'y a pas de modifications du murmure vésiculaire et, à l'inverse de ce qu'on observe dans l'Emphysème, la capacité respiratoire n'est pas diminuée.

Pleurésie. Hydro-thorax. — La pleurésie sèche a pu, à une certaine époque, être confondue avec l'Emphysème, et l'on sait que Laënnec regardait comme pathognomonique de l'Emphysème interlobulaire un bruit particulier qu'on a rapporté depuis aux frottements des deux feuillets de la plèvre. Malgré une certaine faiblesse de la respiration et une dyspnée, en général d'ailleurs assez modérée, l'erreur n'est plus possible aujourd'hui.

La pleurésie avec épanchement ne peut guère être confondue avec l'Emphysème, malgré quelques signes communs. La déformation thoracique n'est pas la même, le murmure vésiculaire peut dans l'Emphysème être très faible, mais ne disparaît jamais complètement. La tonalité à la percussion peut, il est vrai, simuler la matité (Laënnec), mais il existe tant d'autres signes propres à la pleurésie que l'erreur de diagnostic est presque impossible.

Ce que nous venons de dire de la pleurésie s'applique à l'hydro-thorax, bien que celui-ci soit en général bilatéral ; à la période cardiaque terminale de l'Emphysème, l'hydro-thorax passe souvent inaperçu.

Symphyse pleuro-viscérale. — Lorsqu'à la suite de pleurésie sèche, de pleuro-pneumonie, de certaines tuberculoses pulmonaires, des adhérences se sont produites entre les feuillets de la plèvre, déterminant ainsi la formation d'une *symphyse pleuro-viscérale* (Grancher), il en résulte certains troubles de la respiration qui peuvent faire penser à l'existence de l'Emphysème chronique. Au niveau de ces adhérences, en général limitées, la respiration est affaiblie, car le poumon se dilate mal, et en ce point la faiblesse du murmure vésiculaire coïncide avec une dilatation exagérée du thorax ; le son et les vibrations sont normales, en un mot, on constate une *respiration faible discordante* (Grancher).

On se rappellera que dans l'Emphysème, sans

parler d'autres signes, les vibrations et l'incursion thoracique sont diminuées et qu'à la percussion le son retentit d'une façon exagérée. De plus l'Emphysème existe des deux côtés, tandis que la symphyse pleuro-viscérale est dans l'immense majorité des cas unilatérale. Si, comme on peut l'observer, ces adhérences sont dues à une tuberculose pulmonaire chronique ou à la phtisie fibreuse accompagnée alors d'Emphysème, la symphyse peut être double et généralisée, mais les organes voisins (péricarde, gros vaisseaux) sont gênés dans une certaine mesure, et il en résulte des symptômes qui permettront d'éviter l'erreur de diagnostic.

Pneumo-thorax. — Dans des cas exceptionnels le pneumo-thorax peut simuler l'Emphysème, à cause de la bénignité de ses symptômes et de la non-constatation pendant un temps prolongé des signes stéthoscopiques qu'on note d'habitude. G. Homolle a cité un cas de ce genre observé par lui en 1874 à l'hôpital de la Charité. Rilliet et Barthez ont été également induits en erreur dans une circonstance analogue. Nous citerons inversement, comme exemple curieux, une observation de de Riegel. Cet auteur vit se produire soudainement chez un tuberculeux une dilatation partielle du thorax avec sonorité tympanique à la base du côté gauche, agrandissement des espaces intercostaux et refoulement de la pointe du cœur. Il existait en même temps une douleur locale et une dyspnée qui pouvaient faire croire à un pneumo-thorax. A l'autopsie, on reconnut que tous ces phénomènes étaient dus à une énorme dilatation des vésicules pulmonaires.

Plus facilement peut-être un pneumo-thorax survenant insidieusement chez un vieil emphysémateux dyspnéique depuis longtemps, pourrait-il être méconnu pendant quelque temps si l'attention n'est pas attirée de ce côté. Mais la diminution, souvent très marquée du murmure vésiculaire dans l'Emphysème, n'arrivera jamais au silence absolu comme c'est la règle dans le pneumothorax. S'il peut exister, dans certains pneumothorax partiels, une voussure sous-claviculaire, on la confondra difficilement avec la saillie cléido-mamelonnaire de Woillez. La percussion d'un thorax emphysémateux fait reconnaître une sonorité exagérée, mais pas de tympanisme très marqué. Il n'y a, de plus, ni bruit amphorique, ni tintement métallique. Enfin l'Emphysème est bilatéral, le pneumo-thorax siège d'un seul côté et il est accompagné de deux signes importants : dans la même région et en même temps on constate du tympanisme et un silence absolu de la respiration.

Bronchites. — La bronchite complique presque toujours l'Emphysème et il n'y a pas, en général, de diagnostic à établir entre les deux affections. Pourtant certaines bronchites chroniques simples (Grisolle) peuvent produire des accès d'oppression analogues à ceux de l'Emphysème. Ces accès d'oppression seraient causés, soit par l'extension de l'inflammation aux ramuscules terminaux des bronches, soit par l'accumulation dans ces conduits de mucosités rejetées difficilement par l'expectoration (Grisolle). Mais la bronchite chronique simple, même si elle est très ancienne, ne s'accompagne pas de déformation thoracique, et si, à l'auscultation, les râles sibilants ne diffèrent pas de ceux qui accompagnent d'ordinaire l'Emphysème, la percussion n'accuse pas une augmentation de la sonorité.

Il faut noter que la pneumatométrie ne suffit pas quand il y a doute à trancher la question, car dans la bronchite comme dans l'Emphysème, la force d'expiration est également diminuée (Waldenburg).

Dilatation des bronches. — La dilatation des bronches peut présenter quelque analogie avec l'Emphysème chronique ; mais, sans parler d'autres signes, la déformation de la poitrine consiste plutôt en dépressions qu'en voussures, sauf lorsqu'il existe en même temps un certain degré d'Emphysème chronique partiel, qui peut provoquer l'augmentation de la sonorité et remplacer la diminution habituelle de la résonnance à la percussion. Dans la bronchectasie, l'hémoptisie n'est pas rare (Barth), la toux est fréquente, revenant par quintes, non douloureuse; enfin les caractères de l'expectoration sont tout à fait spéciaux.

Pneumokonioses. -- Certaines scléroses pulmonaires et en particulier les pneumokonioses se rapprochent par leurs symptômes de l'Emphysème. D'ailleurs l'Emphysème vésiculaire est une lésion secondaire commune à toutes les scléroses du poumon. Les commémoratifs, la profession du malade, la nature de l'expectoration, certains stigmates extérieurs tels que le tatouage des mains, les signes d'induration et plus tard, ceux d'ulcération pulmonaire, permettent de rattacher les symptômes à l'affection véritable. Dans certains cas, le diagnostic peut-être délicat, et il existe en particulier une forme emphysémateuse de la phtisie des faïenciers (Paté), qui expose à méconnaître la lésion principale.

Asthme. — Les rapports de l'asthme et de l'Emphysème sont tels qu'on est appelé bien plus souvent à reconnaître la succession des deux affections, qu'à établir un diagnostic différentiel. Toutefois il peut se présenter des cas où il est utile de savoir quels sont les caractères principaux qui séparent la névrose asthmatique de l'Emphysème pulmonaire.

On devra se rappeler tout d'abord que l'asthme n'est pas uniforme. Il présente de nombreuses variétés dans la dyspnée, et les formes larvées de l'affection peuvent être très facilement méconnues. Dans cette névrose pourtant la gène respiratoire est intermittente, et entre les attaques la santé peut être parfaite. Il est vrai que les crises peuvent se répéter pendant plusieurs jours et même que l'*état de mal* peut durer plusieurs semaines (Brissaud).

Chez l'emphysémateux, au contraire, la dyspnée est permanente, plus ou moins prononcée, mais elle est constante et même dans l'intervalle des exacerbations, l'expiration qui ne s'exécute plus par la simple élasticité pulmonaire est *active*. La lésion est permanente et irrémédiable, il s'agit d'une perte de l'élasticité du parenchyme qui subsiste dans l'intervalle des accès. Enfin, si dans l'asthme l'inspiration est particulièrement difficile, dans l'Emphysème c'est surtout l'expiration qui est extrêmement gênée.

Il faut savoir que, dans l'attaque d'asthme, il existe une dilatation passagère des lobules qui peut persister quelque temps après la cessation de la crise : c'est l'Emphysème aigu transitoire dont nous avons déjà parlé et que certains auteurs allemands considèrent non comme un Emphysème, mais comme une distension simple du poumon. D'après Fraenkel, on peut cliniquement distinguer cet état de dilatation passagère de l'Emphysème vrai, bien que dans les deux cas les limites des poumons soient déplacées. Dans l'Emphysème vrai, le second bruit de l'artère pulmonaire est toujours renforcé, tandis qu'il ne l'est jamais dans la dilatation simple. De plus, si l'on applique sur le cou un courant faradique pendant quinze à vingt minutes, il y a rétraction du poumon dont la hauteur diminue de 1 à 2 espaces inter-costaux, ce qui n'arrive jamais dans l'Emphysème vrai. La forme du thorax ne serait pas non plus la même dans les deux cas (Fraenkel)[1].

Mais si, à la suite d'attaques d'asthme répétées, l'emphysème s'établit à demeure, il est parfois fort dificile de faire dans chaque cas la part

1. Fraenkel. Soc. de méd. berlinoise, 19 oct. 1887.

qui revient à chaque affection. Il y a alors, et cela se présente fréquemment, association. Ce qu'on peut retenir, c'est que l'asthme s'accompagne presque toujours d'Emphysème, soit aigu, soit chronique, tandis que l'Emphysème vrai peut, pendant toute sa durée, n'être jamais compliqué d'attaques d'asthme, alors même qu'étiologiquement, il dépend fréquemment de la névrose asthmatique.

Tuberculose pulmonaire. — La recherche des différents signes permettant de distinguer l'Emphysème de la phtisie avait vivement préoccupé les anciens cliniciens, frappés de ce fait que, dans certains cas, l'Emphysème masquait longtemps la tuberculose, ou que, au contraire, on pouvait prendre pour des phtisiques certains malades atteints seulement d'Emphysème. Aussi avait-on relevé avec soin les différences symptomatologiques dont l'importance passe aujourd'hui au second plan, la recherche du bacille de Koch dans les crachats lorsqu'il y a doute donnant le plus souvent la solution de la question.

Il est cependant des cas où, pour une raison quelconque, l'examen bactériologique ne peut pas être fait ou donne un résultat négatif. Dans ces circonstances. la spirométrie peut fournir des renseignements intéressants.

Au début de la phtisie comme dans l'Emphysème, on observe une diminution de la capacité vitale ; mais un peu plus tard, chez le tuberculeux, il y a à la fois diminution de la capacité respiratoire et de la capacité absolue, tandis que chez l'emphysémateux. où le thorax augmente de volume, il y a accroissement de la capacité absolue en même temps que diminution de la capacité vitale. Dans la phtisie, la force de la pression inspiratoire diminue la première, tandis que dans l'Emphysème pulmonaire c'est la force d'expiration qui est la plus modifiée. A une période un peu plus avancée, les deux forces diminuent mais le changement de rapport persiste (Waldenburg).

Brouardel et Hirtz. au moyen de la méthode graphique, avaient constaté entre les deux affections les différences suivantes :

Dans la tuberculose pulmonaire la fréquence des respirations est augmentée, leur amplitude diminue, le rythme est inégal.

Dans l'Emphysème la fréquence des respirations est diminuée, leur amplitude augmentée, le rythme égal.

Lorsque l'Emphysème et la tuberculose coexistent les tracés sont variables, suivant que la tuberculose a plus ou moins d'importance et que sa marche est plus ou moins rapide.

Les signes fournis par l'examen direct du thorax révèlent également des différences nombreuses et, à une période un peu avancée, si même l'examen bactériologique n'a pas encore tranché la question, il est difficile d'hésiter. Les cas vraiment difficiles sont ceux où une dilatation vésiculaire étendue coïncide avec la tuberculose et imprime un cachet spécial à la marche de la maladie. C'est surtout dans la phtisie chronique que cette modification existe, mais on a pu aussi méconnaître. pendant un certain temps, à cause de l'Emphysème, des cas de phtisie à marche très rapide.

Certaines *phtisies à forme asphyxique*, s'accompagnant en effet d'Emphysème aigu très développé, sont surtout caractérisées par une gêne respiratoire intense. Il n'existe presque pas de signes d'auscultation, et la percussion révèle seulement l'existence de l'Emphysème. Si la fièvre manque, comme cela arrive parfois (Hérard et Cornil), on s'explique qu'on ait pu penser tout d'abord seulement à une attaque d'asthme. Mais la dyspnée fait de rapides progrès et arrive vite à l'orthopnée, puis à l'asphyxie. L'Emphysème supplémentaire aigu s'est développé rapidement et l'on ne pourra guère songer à une grippe à forme pulmonaire évoluant chez un emphysémateux malgré la dyspnée particulièrement intense qui apparaît dans ces conditions.

Il existe dans la phtisie chronique une *forme latente emphysémateuse* qui était souvent confondue autrefois jusqu'à la dernière période avec l'Emphysème chronique, erreur en partie excusable, car, à peu de chose près, elle simulait la marche de l'Emphysème ordinaire. Les râles et les autres signes stéthoscopiques étaient facilement attribués à l'ectasie alvéolaire ou à la bronchite concomitante, d'autant plus que ces malades conservent très longtemps un état de santé satisfaisant. Les exacerbations pouvaient n'être pas rattachées à la tuberculose car l'Emphysème dénaturait les renseignements obtenus par la percussion et l'auscultation, et, dans l'intervalle des poussées de bronchite l'état général paraît rester stationnaire ou même s'améliorer.

Mais pourtant, même dans cette forme, il existe de la fièvre qui, il est vrai, n'a pas les caractères de la fièvre hectique ordinaire des tuberculeux (Hirtz)[1]. La déformation hippocratique des doigts est assez commune, alors qu'elle est rare dans l'Emphysème. Enfin, presque toujours, l'auscul-

1. Hirtz, *Loc. cit.*

tation plessimétrique permettra de reconnaître l'existence de foyers d'induration (Guéneau de Mussy).

Dans la *phtisie fibreuse* dont on doit rapprocher aujourd'hui la phtisie arthritique (Morton) et la phtisie herpétique (Lancereaux), l'Emphysème est extrêmement fréquent et peut modifier certains signes d'auscultation et de percussion. Entre les poussées congestives on peut même croire souvent le malade simplement emphysémateux, d'autant plus que la recherche des bacilles dans les crachats n'est pas toujours suivie de succès. Dans ces cas un grand caractère de diagnostic, c'est l'absence *fréquente* des déformations caractéristiques du thorax. Il y a plutôt rétrécissement de celui-ci, de sorte que, si l'on constate l'inspiration humée et l'expiration prolongée dans un *thorax étroit*, il y a lieu de penser que l'Emphysème complique une sclérose pulmonaire et de rechercher quelle est l'origine de celle-ci.

On devra d'ailleurs toujours songer chez un emphysémateux à la possibilité de tubercules, et l'examen bactériologique des crachats devra être pratiqué d'une façon méthodique à différentes reprises. C'est le seul moyen de se mettre absolument à l'abri de causes d'erreurs qu'on ne pourra pas d'ailleurs toujours éviter, certaines formes de phtisie fibreuse étant en particulier fréquemment méconnues lorsque les produits d'expectoration ne révèlent pas la présence de bacilles.

Les difficultés du diagnostic de l'Emphysème tiennent surtout à ce que la dilatation alvéolaire ne se présente pas toujours sous l'aspect caractéristique de l'Emphysème-maladie, mais bien à titre de lésion secondaire compliquant ou masquant l'évolution d'une affection pulmonaire concomitante. Il y a donc lieu d'établir d'abord à quelle variété d'Emphysème on a affaire, diagnostic qui, en général, ne présente pas de difficultés. On peut hésiter pourtant, lorsque chez un malade qu'on n'a pas eu occasion d'examiner auparavant, on est appelé à constater une affection aiguë du poumon et qu'il existe en même temps des symptômes d'Emphysème. S'agit-il dans ce cas d'Emphysème aigu pouvant rétrocéder ou d'Emphysème chronique préexistant ayant ou non fait des progrès sous l'influence de la maladie actuelle? S'il ne s'agit pas d'un enfant (et dans ce cas on a bien des chances d'avoir affaire à un Emphysème aigu), le malade peut reconnaître que depuis longtemps il souffrait de dyspnée, et les commémoratifs en cette circonstance ont une très grande valeur. Il ne faut pas oublier d'ailleurs que l'Emphysème chronique peut, à la suite de maladies pulmonaires aiguës ou chroniques, s'établir à demeure; l'asthme infantile en particulier doit être souvent incriminé à ce point de vue.

Nous ne parlerons pas ici de l'*Emphysème interstitiel* qui ne se diagnostique pas, ni de l'*Emphysème médiastin* qui ne rentre pas dans le cadre de l'Emphysème pulmonaire, ni de l'*Emphysème sous-cutané* qui n'est en réalité qu'une complication et qui se reconnaît aisément à la tuméfaction et à la crépitation caractéristique.

Mais on doit toujours rechercher, même dans le cas d'Emphysème chronique généralisé, quelle est l'étendue du parenchyme pulmonaire qui est intéressée, quel est le degré de la lésion emphysémateuse.

Ce diagnostic du degré de la lésion est indispensable au point de vue du pronostic qui en découle en partie. Or, chez un emphysémateux, la capacité physiologique du poumon n'est pas toujours en rapport avec l'intensité apparente des symptômes. Un cas bien étudié par Lermoyez[1] est typique à cet égard. Appelé près d'un malade atteint d'influenza et chez lequel il existait un Emphysème pulmonaire paraissant très étendu,

1. LERMOYEZ. *France médicale*, 1891, p. 641 et suiv.

cet auteur qui avait cru devoir porter un pronostic réservé, put constater, par l'emploi du spiromètre, que la capacité vitale du poumon n'était pas inférieure à 4 litres. Et pourtant chez ce malade le silence respiratoire était presque absolu dans tout le poumon gauche, à tel point que, sans les commémoratifs et les autres signes coexistants, on aurait pu croire à l'obstruction de la grosse bronche de ce côté. A droite, la respiration s'entendait mieux, mais présentait les caractères classiques de la respiration emphysémateuse. Il est vrai que la voussure thoracique n'était pas fort prononcée, mais tous les autres signes pouvaient permettre d'affirmer l'existence d'un Emphysème intense. Cette possibilité d'une erreur d'appréciation doit être toujours présente à l'esprit, car la couche de vésicules dilatées à la surface du poumon peut être très mince et cependant fausser les renseignements obtenus par la percussion et l'auscultation. On devra donc toujours avoir recours à l'examen spirométrique si l'on veut être fixé sur les aptitudes fonctionnelles de l'organe, facteur très important au point de vue du pronostic, puisque, d'après Waldenburg, tout Emphysème est grave dès que la capacité pulmonaire tombe au-dessous de 2 litres.

Le *diagnostic étiologique* peut avoir une certaine importance au point de vue du pronostic et du traitement. L'*Emphysème constitutionnel* peut se manifester de très bonne heure et n'être précédé ni de bronchite ni d'affections aiguës dans lesquelles les efforts de toux sont fréquents. L'influence des professions peut être assez difficile à déterminer ainsi que celle des maladies aiguës pulmonaires antérieures, sauf lorsqu'elles ont été manifestement accompagnées d'emphysème aigu auquel on peut rattacher la dilatation alvéolaire permanente observée plus tard. Mais parmi les maladies génératrices de l'Emphysème, il en est une en particulier qui mérite par son importance et sa fréquence d'être toujours recherchée. C'est à l'asthme, en effet, qu'on rapporte l'origine de nombreux Emphysèmes observés soit dans l'enfance, soit à un âge plus avancé. D'après Marfan, les $\frac{2}{3}$ au moins des cas d'Emphysème généralisé se rattachent à la névrose asthmatique. Il n'est pas toujours facile de la déceler, car les formes larvées de l'asthme sont fréquentes, et quand il revêt une de ces formes atténuées il peut aisément être méconnu. Souvent d'ailleurs on sera très embarrassé pour déterminer exactement à quelle cause on doit rattacher l'affection, et l'on en sera réduit à admettre, comme beaucoup d'auteurs, une prédisposition particulière sur la nature de laquelle on n'est pas encore aujourd'hui fixé.

PRONOSTIC

Le pronostic de l'Emphysème chronique généralisé, est, au point de vue de la durée de la vie, plutôt favorable, mais si l'on envisage l'éventualité de la guérison définitive, il est impossible de l'espérer. L'Emphysème est une maladie incurable qui peut être rendue supportable grâce à un traitement approprié, mais bien souvent il abrège la vie du malade et l'expose, à une certaine période, à tous les dangers d'une affection cardiaque.

On ne peut donc pas dire que le pronostic soit bénin, mais d'un autre côté il faut considérer que l'affection revêt souvent la forme d'une simple infirmité supportée sans trop grands inconvénients pendant de longues années, et que de plus la durée de la survie atteint parfois vingt, trente, ou même quarante ans. Dans ces conditions, si l'on tient compte de ce fait que tantôt la maladie évolue avec une lenteur remarquable, sans réactions violentes, et que tantôt au contraire la gêne respiratoire est permanente, entrecoupée d'exacerbations déterminant une véritable angoisse, et qu'en outre la dyspnée peut se compliquer d'accidents graves ou même mortels, on conçoit que cette affection comporte un pronostic très variable.

Le pronostic dépend de plusieurs facteurs dont les principaux sont l'âge du malade, sa profession ou son genre de vie, sa susceptibilité aux conditions atmosphériques, l'intensité et la fréquence des poussées de bronchite, le degré et l'étendue de la lésion pulmonaire, enfin et surtout l'état du muscle cardiaque. C'est de ces divers éléments que relèvent également les indications thérapeutiques, qui, si elles ne peuvent pas viser la guérison de la lésion, peuvent du moins faire placer le malade dans de meilleures conditions de résistance, et surtout diminuer la fréquence ou retarder l'apparition des complications variées dans lesquelles réside principalement la gravité de l'Emphysème pulmonaire.

Dans certains cas, si l'emphysémateux peut se soustraire aux conditions qui favorisent l'extension de l'ectasie alvéolaire, la marche de la maladie peut être arrêtée ou du moins considérablement ralentie. C'est à ce titre que le changement de climat, l'abandon d'une profession pénible, ont une influence heureuse et très marquée sur l'évolution de l'Emphysème. Mais il serait illusoire, malgré l'amélioration réelle, de penser que tout danger est écarté dès que la santé paraît être rétablie. A une certaine période en effet, le poumon qui semble fonctionner à peu près normalement dans les conditions ordinaires de la vie, se trouve cependant suivant l'expression de Potain en état de *meiopragie fonctionnelle*, et, s'il survient une affection pulmonaire aiguë, cette complication présentera un caractère de gravité tout particulier. L'insuffisance pulmonaire paraît alors dépendre de l'étendue et du degré de l'ectasie alvéolaire. Or il n'est pas toujours facile d'apprécier ces deux éléments de pronostic par la percussion et l'auscultation, et nous avons déjà eu occasion de signaler des cas où les signes physiques ne concordaient pas avec la réalité des faits. La spirométrie est seule à cet égard capable de renseigner exactement sur l'état du parenchyme pulmonaire, et il ne faut pas hésiter à avoir recours à cet examen spirométrique même pendant la période où le cœur fonctionne encore bien. On devra se rappeler que d'après Waldenburg, lorsque la capacité pulmonaire est inférieure à 2 litres, on a affaire à un Emphysème grave. Si l'examen clinique ne doit pas être négligé, il est, au point de vue du pronostic, sujet à induire en erreur dans une certaine mesure, et Lermoyez a pu dire à juste titre que « dans l'étude d'un cas d'Emphysème pulmonaire, l'oreille fait le diagnostic, le spiromètre fixe le pronostic ».

L'appréciation de l'état du cœur dont l'intégrité n'est pas moins importante, peut être gênée par le développement des parties emphysémateuses qui en s'interposant entre le muscle cardiaque et la paroi thoracique rendent la percussion et l'auscultation difficiles. Pourtant les signes périphériques de dilatation du ventricule droit apparaissent parfois d'assez bonne heure : le gonflement des veines du cou, leur ondulation systolique (de Niemeyer) peuvent être observés à une période peu avancée. Un peu plus tard quand la compensation devient insuffisante, apparaissent tous les symptômes d'une insuffisance tricuspide que nous n'avons pas besoin de décrire ici. Quant à l'état anatomique de la fibre cardiaque il est plus difficile à apprécier, mais chez le vieillard la stéatose est toujours à redouter et unie fréquemment à l'Emphysème. Certaines dégénérescences cardiaques exposent à des accidents graves, et peut-être doit-on leur rapporter quelques cas de mort subite observées en diverses circonstances chez les emphysémateux.

Cette question de la mort subite par Emphysème qui assombrirait beaucoup le pronostic si on était forcé de l'admettre, a été diversement interprétée. Pour la plupart des auteurs elle n'est pas due à la lésion emphysémateuse elle-même, bien qu'on n'ait pas trouvé dans un certain nombre de cas d'autres lésions susceptibles de l'expliquer. Piedagnel a pu réunir une trentaine de ces faits dont plusieurs sont discutables aujourd'hui que l'on connaît mieux les causes multiples de la mort imprévue. Andral admet que dans les cas de ce genre une déchirure spontanée du poumon peut déterminer la mort subite par le trouble qu'elle amène dans la respiration. Pour Lebert, la mort est le résultat de la cessation de la respiration, par suite de la dilatation ou de la rupture des vésicules aériennes et de la compression des petits vaisseaux sanguins. Par contre, Brouardel ne croit pas à la mort subite par Emphysème simple, et Huchard ne l'admet que chez les emphysémateux artério-scléreux. Vernet[1] cite dans sa thèse deux observations qui ne sont pas absolument démon-

1. VERNET. Des causes de la mort subite. Thèse, Paris, 1875, p. 19 et 20.

stratives et que nous reproduisons ici en les abrégeant légèrement.

Obs. — Une femme de quarante-sept ans, après avoir fait un souper copieux avec son amant, passe la soirée à rire, puis elle se couche avec lui. Durant l'acte du coït elle se jette à bas du lit, s'assoit sur une chaise, demande avec instance du secours. Son amant va chercher un médecin, mais à son retour cette femme avait succombé ; elle était étendue raide sur le sol, la tête appuyée contre le lit ; à l'autopsie, on trouva, outre les altérations résultant d'une congestion séreuse des poumons, un Emphysème général.

Obs. — Dans une rixe suscitée entre deux beaux-frères pour des affaires d'intérêt, l'un d'eux donna un soufflet à l'autre. Celui-ci plein de colère essaya de se précipiter sur son adversaire, mais il fut maintenu par plusieurs personnes. Il quitte furieux le lieu où la scène venait de se passer et arrivé à la porte de sa demeure, distance de quinze pas environ, il tombe mort la face contre terre. Comme on pouvait penser que cette mort inopinée était le résultat d'un coup reçu, une enquête judiciaire fut ordonnée et à l'autopsie on constate dans les poumons un énorme Emphysème pulmonaire.

Ces observations de mort subite dans l'Emphysème ne sont pas très nombreuses et il est actuellement assez difficile de les expliquer. Mais quelle que soit l'interprétation qu'on adopte, on se rappellera que, d'après les statistiques, on ne se trouve pas fréquemment en présence de ce (acci-dent et que la mort subite doit être considérée comme tout à fait exceptionnelle dans l'Emphysème pulmonaire.

Le pronostic des différentes variétés d'Emphysèmes n'a pas un intérêt égal à celui de l'Emphysème lobulaire chronique généralisé :

L'*Emphysème aigu* n'étant à vrai dire, en général, qu'une complication locale d'une affection préexistante, peut rétrocéder et disparaître sans laisser de traces apparentes pouvant être reconnues par l'examen du thorax. Mais la distension passagère des vésicules peut s'accompagner d'altérations du parenchyme qui détermineront plus tard l'évolution d'un Emphysème chronique. L'Emphysème aigu qui accompagne les attaques d'asthme peut disparaître d'abord. mais si les crises se répètent et se succèdent. l'Emphysème ne tarde pas à s'installer à demeure et cliniquement le malade deviendra un emphysémateux tout en restant un asthmatique. La gravité de l'Emphysème aigu qui se manifeste dans certaines conditions de dyspnée intense (asphyxie, tuberculose aiguë), disparaît derrière celle de la cause productrice, et son pronostic ne comporte pas de considérations particulières. Peut-être pourtant, dans certains cas, le développement rapide d'un

Emphysème aigu dans le cas d'une maladie pulmonaire peut-il hâter le dénouement fatal (Riegel).

L'*Emphysème interlobulaire* est grave surtout parce que souvent l'infiltration aérienne ne reste pas limitée et peut s'étendre au médiastin et au tissu cellulaire sous-cutané. L'*Emphysème sous-cutané* consécutif à la rupture d'une vésicule emphysémateuse disparaît en général spontanément s'il est très peu étendu; s'il se généralise, il entraîne ordinairement un pronostic fort sérieux. Sur 21 cas observés chez des enfants, Roger a vu 17 fois succomber le malade.

L'*Emphysème chronique partiel* n'a pas de gravité particulière, bien que la rupture d'une vésicule superficielle expose le malade à l'Emphysème médiastin ou au pneumo-thorax. Galliard a bien mis en lumière le rôle de l'ectasie alvéolaire assez peu prononcée pour être méconnue, dans la production de ce dernier accident chez ces individus qu'il appelle des emphysémateux latents. Quelques auteurs ont considéré comme favorable l'Emphysème chronique partiel qui accompagne la tuberculose; et pour eux, lorsqu'il existe, la marche envahissante des lésions bacillaires serait gênée ou du moins considérablement ralentie.

TRAITEMENT

Bien que l'Emphysème se rattache le plus souvent à un état particulier, à une disposition spéciale de l'économie, on est aujourd'hui bien fixé sur les conditions qui favorisent son développement et sur les troubles divers qui l'accompagnent. C'est en agissant sur ces causes d'extension et sur les éléments qui les favorisent que le médecin peut modifier d'une façon très heureuse la marche de l'affection, et à ce point de vue la thérapeutique n'est pas absolument désarmée. Quant à la méthode prétendue curative, on doit jusqu'à nouvel ordre faire à son égard un certain nombre de réserves que nous signalerons en étudiant tour à tour le traitement prophylactique, le traitement palliatif ou curatif, et le traitement symptomatique proprement dit.

I. — *Prophylaxie et hygiène.* — Le rôle de l'asthme et des bronchites au point de vue étiologique est trop connu pour qu'on ne songe pas, lors de l'existence de ces affections, à la possibilité d'une apparition ultérieure de l'Emphysème. Il faudra donc, dans ces conditions, diminuer autant que possible l'intensité de la dyspnée et de la toux. Abréger et atténuer dans une large mesure leur action nuisible sur le poumon, sera, au point de vue prophylactique, le meilleur moyen de prévenir le développement de la dilatation alvéolaire. On se souviendra aussi que certaines maladies inflammatoires du poumon paraissent, au point de vue qui nous occupe, placer le parenchyme dans un état de moindre résistance. Les grands efforts, qu'ils résultent de la profession ou d'exercices violents, devront donc être évités avec un soin particulier pendant un temps assez long, et même proscrits complètement, si les circonstances le permettent, chez les individus prédisposés à l'Emphysème, soit héréditairement, soit par le fait d'une maladie antérieure.

Il ne faut pas oublier que dans certains cas, l'Emphysème paraît lié à une obstruction curable des voies aériennes supérieures (Sandmann). Il faut donc combattre d'aussi bonne heure que possible les rétrécissements des fosses nasales ou du naso-pharynx quelle qu'en soit la cause. Si l'on attend trop longtemps, en particulier chez les enfants dont le thorax est souple, la poitrine prend une conformation vicieuse et l'Emphysème s'établit à demeure.

Les emphysémateux, comme aussi les sujets prédisposés à l'Emphysème doivent adopter une vie régulière et ne pas embrasser, s'ils le peuvent, une profession exposant à des efforts violents. L'abandon d'une profession pénible a été souvent suivi d'un arrêt dans la marche de la maladie et d'une très grande amélioration de la santé générale. Mais surtout il faudra se tenir en garde contre les changements atmosphériques, ne pas s'exposer au froid, surtout au froid humide, et porter de préférence des vêtements de laine. Si cela est possible, on conseillera aux emphysémateux de passer l'hiver dans un climat tempéré, où ils puissent se livrer en plein air à un exercice modéré. Pendant l'été, le séjour dans les forêts de pins paraît avoir donné de bons résultats.

L'exercice modéré doit toujours être recommandé ; la marche est très favorable ainsi que l'équitation, pourvu que celle-ci ne soit pas poussée jusqu'à la fatigue. La gymnastique respiratoire naturelle à laquelle se livrent presque sans y penser les malades est du plus heureux effet.

L'hygiène alimentaire, comme nous le verrons plus loin, devra être aussi attentivement surveillée, car les troubles de la digestion ont une certaine influence sur les accès dyspnéiques.

II. — *Traitement palliatif ou curatif*. — La lésion de l'Emphysème étant au point de vue anatomique absolument irrémédiable, on ne peut pas songer à rendre au parenchyme pulmonaire l'élasticité perdue ; mais, au point de vue fonctionnel, il est possible de remédier aux troubles de la respiration dans une certaine mesure, et d'obtenir une amélioration assez prononcée pour que certains médecins aient cru pouvoir la considérer comme une véritable guérison (Combal). La méthode de traitement qui permet d'obtenir ce résultat, proposée d'abord en France, puis acceptée et développée en Allemagne, est désignée sous le nom d'aérothérapie et de pneumothérapie[1].

C'est à Junod (de Paris) Pravaz (de Lyon) et Tabarié (de Montpellier) que sont dues les premières indications du traitement par l'air comprimé (1835-1838). Leurs recherches étaient du reste antérieures de plusieurs années à leurs publications, mais cette méthode ne se répandit que peu à peu. Ils préconisaient le *bain d'air*

1. Voy. Dujardin-Beaumetz. *Dict. de thérapeutique*, art. Aérothérapie, et Leçons de clin. thérapeutique, T. II, p. 305 et suiv.

comprimé dans lequel était placé le malade. La chambre avait une capacité de 6 à 8 mètres cubes et la quantité d'air qui y pénétrait en deux heures, durée ordinaire du bain, n'était pas inférieure à 8000 litres, ce qui établissait une ventilation très active.

Les effets du bain d'air comprimé paraissent être, en général, asez favorables chez les emphysémateux[1]. L'amélioration est surtout sensible après une vingtaine de séances. Les dimensions du thorax diminuent, le poumon paraît se rétracter, le cœur est plus facilement accessible à la percussion, le murmure vésiculaire beaucoup plus distinct. Un peu plus tard l'essouflement s'atténue puis disparaît, la nutrition est meilleure, les forces augmentent. Cette amélioration, d'abord temporaire, persiste ensuite si le traitement est prolongé.

On doit reconnaître pourtant que quelques individus supportent assez mal ce traitement, et que chez quelques autres il est absolument inefficace.

La *pneumothérapie* proprement dite a été inventée en Allemagne par Hanke et Waldenburg, et préconisée en France par Labadie-Lagrave.

1. Voy. BERTHIER. Note statistique sur l'efficacité des bains d'air comprimé dans l'asthme et l'Emphysème. — *Bulletin de thérapeutique*, 30 nov. 1881.

Cette méthode appelée aussi méthode des *milieux différents* consiste essentiellement à faire exécuter les inspirations dans l'air comprimé et les expirations dans l'air raréfié. Le malade est placé dans un lieu quelconque, mais il respire dans un masque ou un cornet communiquant avec des appareils spéciaux. Les modèles de ces appareils sont très nombreux; les plus connus sont ceux de Hanke, de Waldenburg, de Schnitzler, de Stork, de Biedert. En France, on se sert surtout du modèle de M. Dupont préconisé par Dujardin-Beaumetz; dans ce dernier une petite étuve latérale chauffée par une lampe à alcool permet, si besoin est, d'élever la température de l'air inspiré, ou, si on le désire, de le charger facilement de vapeurs médicamenteuses, élément qui peut être utile lorsqu'il existe, comme c'est la règle dans l'Emphysème, une bronchite concomitante.

Quand le traitement pneumothérapique est bien dirigé, les résultats sont, en général, très bons, et même les partisans de cette méthode ont été jusqu'à considérer l'amélioration produite comme équivalant à une véritable guérison. Il est certain que les fonctions du poumon s'exercent d'une façon plus active, l'air résidual diminue et la ventilation pulmonaire est améliorée.

Pourtant la pneumothérapie malgré des résultats favorables, est passible d'objections. On a reproché à l'expiration dans l'air raréfié, la congestion de la muqueuse bronchique et même la production d'hémoptisies ou de syncopes. Bien que ces accidents dépendent en grande partie des conditions individuelles et des lésions concomitantes qu'il faut savoir reconnaître et prévoir, et que de plus on ne doive pas aveuglément soumettre tous les emphysémateux à ce traitement, on a tendance aujourd'hui à revenir au bain d'air comprimé. On fait alors expirer le malade à l'air libre (Lange), ou dans un air moins comprimé que celui qui sert à l'inspiration. mais cependant soumis à une pression supérieure à celle de l'atmosphère libre (M. Dupont).

Dans la pneumothérapie on cherche surtout à faciliter l'expiration. Certains auteurs, ont cru pouvoir arriver à ce résultat par des moyens plus simples. Gerhardt a proposé la compression rythmée du thorax par un aide, au moyen des deux mains placées sur les parties inféro-latérales de la poitrine. Hanke, Geyer, Berdez, ont recommandé l'emploi de ceintures ou de gilets élastiques, mais ces appareils présentent des inconvénients. Pour être utiles. il faut que leur élasticité soit forte, et alors ils sont difficilement supportés; trop faible, leur action est nulle. De plus, est-ce simple coïncidence ou effet direct? on aurait observé, après leur application, un certain nombre de cas d'hémoptisie.

En résumé, au point de vue palliatif, l'aérothérapie paraît avoir donné d'assez bons résultats lorsqu'on prend certaines précautions. En Allemagne, la pneumothérapie est regardée comme le meilleur moyen de s'opposer aux progrès de la dilatation alvéolaire et, d'après Waldenburg, on devrait toujours y avoir recours, lorsque chez un malade atteint de bronchite chronique, on constate une diminution notable de la force d'expiration. Ce mode de traitement agirait en favorisant les mouvements respiratoires et l'absorption de l'oxygène. On sait, en effet, que l'énergie des oxydations croît en raison directe de la tension de l'oxygène, tant que la pression ne dépasse pas certaines limites, limites qui sont bien loin d'être atteintes dans le traitement aérothérapique. De plus, l'augmentation de l'amplitude des inspirations, jointe à la pression de l'air, doit amener le déplissement des lobules sains, des lobules de renfort, existant dans certaines parties du poumon. Il ne s'agit donc pas, comme on l'a cru, de méthode véritablement curative, puisqu'elle n'a pas d'action sur la lésion fondamentale, mais d'une méthode palliative déterminant une suppléance fonctionnelle, amenant souvent chez les emphysémateux, une amélioration considérable.

A une certaine époque, on a cru pouvoir trouver dans l'emploi de quelques médicaments, un traitement en quelque sorte spécifique de l'Emphysème. Stockes, en particulier, a, proposé dans l'Emphysème dégagé de toute complication, d'employer la strychnine à l'intérieur pour restituer au poumon l'élasticité et la contractilité perdues. Mais l'application de cette idée ne paraît pas avoir jamais donné des résultats au point de vue curatif (Grisolle). L'emploi de la noix vomique est pourtant utile chez certains individus, qui présentent à la suite des repas des accès de dyspnée parfois très violents, mais là se borne son action. Certaines médications systématiques n'ont également qu'une action limitée. Nous citerons la médication vomitive (Laënnec, Piorry), ou l'usage de l'opium recommandé par Louis et prescrit par Prus à dose massive. L'emploi de la lobelia inflata et de l'arséniate d'antimoine associé ou non à la morphine (Koch), s'adressent à certains symptômes et paraît n'avoir jamais eu d'effet sur la tonicité pulmonaire. Pourtant l'administration de l'iodure de potassium recommandé entre autres par G. Sée, Salter, Jaccoud a été suivie parfois d'une grande amélioration.

Nous signalerons encore les inhalations d'oxygène, très utiles dans certains cas de dyspnée et qu'on peut employer soit seules, soit associées à la pneumothérapie. Les lavements d'acide carbonique (Renaut) ou de vapeurs de sulfure de carbone et d'acide carbonique (G. Ballet) qui ont pu être suivis d'une amélioration passagère, paraissent être surtout des palliatifs purement temporaires bien inférieurs à l'aérothérapie, qui reste jusqu'à nouvel ordre, lorsqu'il n'existe pas chez les malades de contre-indications formelles à son emploi, un des meilleurs modes de traitement palliatif de l'Emphysème pulmonaire.

III. — *Traitement des symptômes.* — L'Emphysème lobulaire chronique généralisé ne se présente pas toujours sous le même aspect clinique. Bien souvent, par exemple, l'emphysémateux paraît être surtout un dyspeptique ou un cardiaque. Aussi, dans l'immense majorité des cas, le médecin aura non seulement à instituer un traitement palliatif, mais aussi à lutter contre quelque complication ou à atténuer l'intensité de certains symptômes. Même à ce point de vue seul d'ailleurs, son rôle est très étendu, car les indications sont à la fois très variées et très nombreuses.

La dyspnée habituelle sera traitée par les moyens ordinaires, et l'arsenic spécialement a été recommandé. Cinq à six gouttes de liqueur de Fowler le matin et le soir diminuent notablement la gêne respiratoire. Certaines petites exacerbations passagères, qui surviennent souvent à la suite d'une fatigue ou d'un exercice poussé un peu trop loin, sont calmées par le simple repos. Quant aux crises dyspnéiques vraies, leur traitement sera à peu de chose près celui de l'asthme; l'administration de datura, d'une petite dose d'opium, ou surtout une injection hypodermique de morphine, sont suivies ordinairement d'une amélioration assez rapide. L'usage de la fumée de datura en particulier paraît avoir sur l'accès de dyspnée nocturne un effet presque instantané (Clermont). Les inhalations d'oxygène peuvent aussi être utilisées.

L'hygiène alimentaire a sur le retour de ces accès une grande influence. Le repas du soir devra donc être substantiel mais peu abondant, et quelques laxatifs administrés de temps en temps, suffiront parfois à diminuer la fréquence de ces accès pseudo-asthmatiques d'origine gastrique ou intestinale. Il faut savoir reconnaître chez l'emphysémateux le rapport qui peut exister entre les exacerbations de la dyspnée et certains troubles digestifs. L'estomac est, en effet, presque toujours intéressé chez ces malades et même ses troubles peuvent cliniquement reléguer au second plan en maintes circonstances la lésion pulmonaire. C'est en veillant alors sur le système digestif, qu'on parvient à éviter les crises de suffocation et les troubles circulatoires qui les accompagnent. S'il existe normalemenr de la dyspepsie flatulente, on peut recommander l'usage interne de la teinture d'iode à la dose de cinq à six gouttes dans un peu de vin à chacun des principaux repas (Marfan).

Dans les poussées de bronchite, la médication vomitive recommandée déjà par Laënnec est souvent indiquée. On peut, en outre, prescrire pendant quelque temps l'ipéca à dose expectorante, le kermès ou l'oxyde blanc d'antimoine. L'émétique à petites doses a été préconisé par Potain. L'administration de l'alcool dans une potion de Todd, ou dans un verre d'eau sucrée peut donner de bons résultats dans certaines formes de bronchite (Clermont). Si la toux est particulièrement pénible, la jusquiame, l'aconit, l'eau de laurier cerise, sont des préparations utiles.

A une période plus avancée de l'évolution de l'Emphysème, les troubles circulatoires deviennent prédominants. Ordinairement les premières crises cardiaques cèdent au repos et à l'administration des toniques du cœur (caféine, digitale). Un peu plus tard le malade devient un véritable cardiaque qu'il faut traiter comme tel, en se souvenant que l'état de ses poumons le place dans des conditions particulièrement défavorables, et que chez lui les accidents de l'hypérémie pulmonaire ont un caractère spécial de gravité. La révulsion thoracique, l'application de larges cataplasmes sinapisés, de ventouses, pourrait dans ces conditions rendre de grands services.

Dans le cours ordinaire de la vie, les emphysémateux se trouveront souvent bien de l'emploi longtemps continué de quelques médicaments modificateurs de la nutrition, tels que l'arsenic, l'huile de foie de morue, les iodures de fer et de potassium. Une ou plusieurs cures thermales peuvent avoir aussi un heureux effet sur la santé générale et l'on a recommandé, suivant les cas, les Eaux-Bonnes ou Cauterets pour certains malades, le Mont-Dore, la Bourboule, Royat pour d'autres. Avant de conseiller une cure thermale il faut bien s'assurer de la nature de l'Emphysème, et savoir que le séjour dans ces stations balnéaires peut être suivi d'accidents graves chez certains artério-scléreux emphysémateux « qui, dit

Huchard, partis emphysémateux ou faux asthmatiques, reviennent cardiaques et asystoliques ». On a déjà indiqué plus haut que le séjour pendant l'hiver dans un climat tempéré complétera d'une façon très heureuse le traitement proprement dit de l'Emphysème. Malheureusement le déplacement n'est à la portée que d'un nombre restreint de malades, et la plupart du temps le médecin devra intervenir dans des conditions beaucoup moins favorables.

Nous avons vu pourtant qu'il n'est pas absolument désarmé et qu'il peut agir dès le début. Le traitement prophylactique est, en effet, des plus importants, et il faut combattre le plus tôt possible les conditions extérieures ou individuelles qui favorisent l'apparition ou l'extension de la lésion emphysémateuse. Plus tard, il faudra se souvenir que, dans presque tous les cas, des indications spéciales découleront de l'état de l'estomac, du cœur, de la circulation générale. Rendre supportable l'infirmité pulmonaire, réduire au minimum les progrès de l'affection, parer aux accidents variés et menaçants qui peuvent survenir, maintenir autant que possible l'équilibre de la santé générale, telle doit être la préoccupation du médecin. Et si dans les limites actuelles de la thérapeutique, il est impossible d'espérer la guérison définitive de l'Emphysème pulmonaire, le traitement palliatif bien dirigé pourra, dans un certain nombre de cas, amener une amélioration considérable équivalant presque à une véritable guérison.

TABLE DES MATIÈRES

31530. — PARIS, IMPRIMERIE LAHURE
9, rue de Fleurus, 9

Bulletin

DES

Annonces.

EMPHYSÈME PULMONAIRE

TRAITÉ

DE

THÉRAPEUTIQUE APPLIQUÉE

PUBLIÉ SOUS LA DIRECTION

DE

Albert ROBIN

Membre de l'Académie de Médecine.

AVEC LA COLLABORATION DE MM.

ACHARD, ARNOZAN, AUBERT, AUDRY, BALLET, BARIÉ, BARTH, BALZER, BAUMEL, BÉCLÈRE, BESNIER, BLIN, BOINET, BRAULT, BRISSAUD, BROUSSE, BUCQUOY, CAPITAN, CATRIN, CHANDELUX, CHASLIN, CHAUFFARD, COMBY, DALCHÉ, DREYFUS-BRISAC, DUBREUILH, DUCAMP, DU CASTEL, DUMONTPALLIER, FAISANS, FÉRÉ, GALLIARD, GAREL, GAUCHER, GILLES DE LA TOURETTE, GOUGUENHEIM, GRASSET, HALLOPEAU, HAUSHALTER, HIRTZ, HUCHARD, HUET, HUTINEL, JANET, JOFFROY, JOSIAS, KELSCH, LABORDE, LANCEREAUX, LANNOIS, LAVERAN, LELOIR, LONDE, LEMOINE, LERMOYEZ, MAGITOT, MAGNAN, MAIRET, H. MARTIN, MATHIEU, MERCKLEIN, MOSSÉ, MUSELIER, NETTER, ŒTTINGER, PITRES, RAUZIER, RÉMOND, RENAUT, RENDU, RICHARDIÈRE, RITTI, SARDA, SCHMIDT, SÉRIEUX, SIREDEY, SOLLIER, SPILLMAN, SPRINGER, STRAUS, TALAMON, TAPRET, TISSIER, TROISIER, WEILL (de Lyon).

L'OUVRAGE SERA PUBLIÉ EN 14 FASCICULES DE 350 PAGES ENVIRON

Consacrés chacun à un des grands chapitres de la pathologie médicale et sera terminé en AVRIL 1896.

Fascicule I (MALADIES DE LA NUTRITION)

Un volume in-8° raisin.............. 6 francs.

Fascicule II (MALADIES DES REINS)

Un volume in-8° raisin.............. 6 francs.

Chaque fascicule formant un tout complet avec pagination spéciale et table des matières se vend séparément.

CORBEIL. — IMPRIMERIE CRÉTÉ DE L'ARBRE

www.ingramcontent.com/pod-product-compliance
Ingram Content Group UK Ltd.
Pitfield, Milton Keynes, MK11 3LW, UK
UKHW020241180726
13839UKWH00001B/107

9 782329 558042